オーラルフレイル Q&A

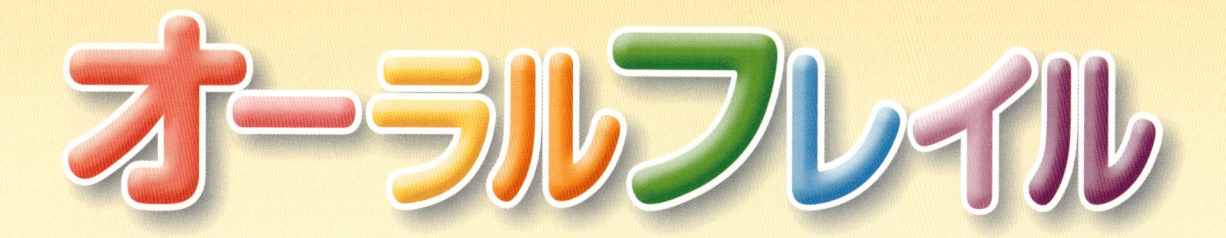

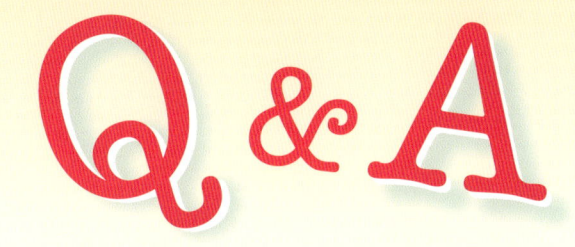

口からはじまる健康長寿

平野　浩彦
（東京都健康長寿医療センター 歯科口腔外科部長）

飯島　勝矢
（東京大学高齢社会総合研究機構 教授）

渡邊　裕
（東京都健康長寿医療センター研究所 社会科学系専門副部長）

医学情報社

◆ はじめに ◆

　日本人の平均寿命は延び，世界に冠たる長寿国家となりましたが，長寿だけでなく，元気に長生きすることの重要性が注目され，「健康寿命」という言葉がよく使われるようになりました．健康寿命を延ばすためには，「病気の早期発見・早期治療」だけでなく「"危険な老化のサイン"の早期発見・早期対処（元気で長生きする視点）」が重要です．

　さらに最近では，"危険な老化のサイン"よりさらに軽度なサイン，つまり"ささいな身体のトラブル"を見逃さないことも重要であることが，多くの老年学者の中で注目されるようになりました．それが「フレイル」という概念です．このフレイルという言葉は従来の虚弱という意味ですが，前向きな気持ちで様々な予防を実践することにより色々な機能を戻すことができることを意味した言葉です．

　高齢者のお口に目を向けてみますと，現代の高齢者は自分の歯を多く残されており，80歳で20本の歯を残すことを目標とした「8020運動」達成者は，5割を超えています（2017年調査）．こういったお口の状況となった現在，高齢者の快適な食を支えるためには，歯の本数だけではなく，それに加えて"お口の働き（口腔機能）のささいな衰え"を軽視しないことの重要性が注目され，「オーラルフレイル」という概念が提案されました．オーラルフレイルとは，直訳すると「口の機能の虚弱」ですが，これは，口まわりの"ささいな衰え"を放置することが，お口だけでなく身体状態までドミノ倒しのように"負の連鎖"がつながる危険性へ警鐘を鳴らした概念です．具体的には，お口の機能低下が生じ，滑舌が悪くなり，噛みにくいと感じる食品が増え，それを放置（もしくは軽視）してしまうと，次なる段階として，食欲低下やバランスのよい食事を摂ることが難しくなり，噛む力や舌の動き，食べる量が低下し，さらに低栄養，サルコペニア（筋肉減少症）を引き起こすといった現象です．

　オーラルフレイルはまだ新しい概念ですので，耳慣れない方も多いと思いますが，今後，議論が深まり，よりよい概念として広がっていくことが期待されています．本書が，口まわりの"ささいな衰え"を見逃さず，いつまでも食事を楽しめる口を維持する，オーラルフレイル予防のための一助になれば幸いです．そして最終的には，多くの国民がいつまでも健康長寿を実現できるようになることを祈念しております．

平野　浩彦
飯島　勝矢
渡邊　　裕

オーラルフレイルってなんだろう？

フレイル

"オーラルフレイル"の話の前に，まず"フレイル"という状態について知っておきましょう．

フレイルとは，日本語に訳すと"虚弱"という意味になりますが，「高齢者が，身体だけでなく社会性も精神面も弱まっていくこと」を指しています．

といっても，"健康と要介護（状態）の中間"であり機能を戻せる段階と位置づけられています．

社会的な問題
- 閉じこもりがちとなる
- 社会交流の減少
- いつも独りで食事

身体的な問題
- 低栄養
- 転倒をくり返す
- 摂食嚥下機能の低下

精神的な問題
- 認知機能の低下
- 意欲・判断の力低下
- 抑うつ

オーラルフレイル

フレイルに先がけて，口まわりの"ささいな衰え"と呼ばれる食べこぼしや，むせなどが現れます．それがオーラルフレイル（口の虚弱）で，これはプレフレイル，すなわちフレイルの前段階の現象として見られるものです（くわしくは次ページ以降の解説をご覧ください）．

健康長寿の決め手

オーラルフレイルの段階，その前のプレフレイルの段階は，早く発見できて適切な処置やトレーニングができれば，健康な状態に戻ることができます．フレイルになった方でもかなり回復が見込めます．

健康の秘訣は，よく栄養と運動と睡眠といわれますが，高齢者にとっては，その決め手となるのが，健康なお口で何でも食べられることといわれています．

オーラルフレイルを放っておくと…？

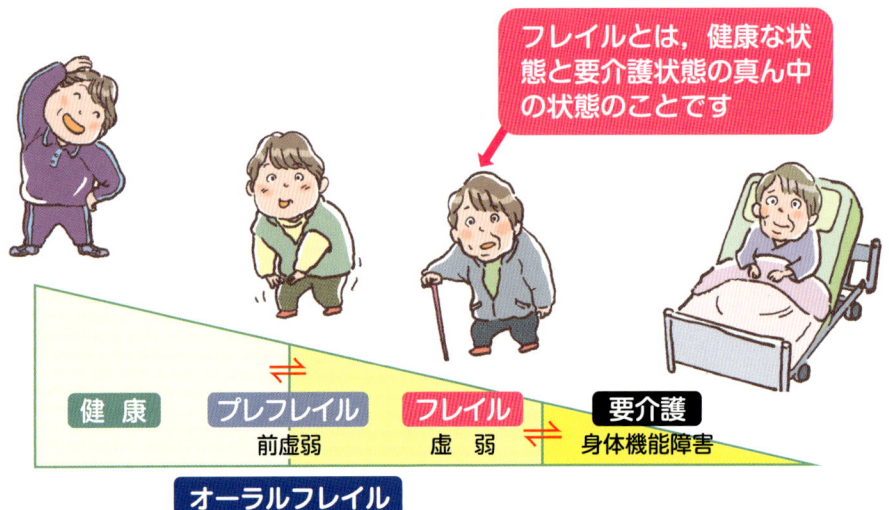

フレイルとは，健康な状態と要介護状態の真ん中の状態のことです

健康 / プレフレイル 前虚弱 / フレイル 虚弱 / 要介護 身体機能障害

オーラルフレイル

（東京大学高齢社会総合研究機構：飯島勝矢「フレイル予防ハンドブック」より改変）

プロローグ

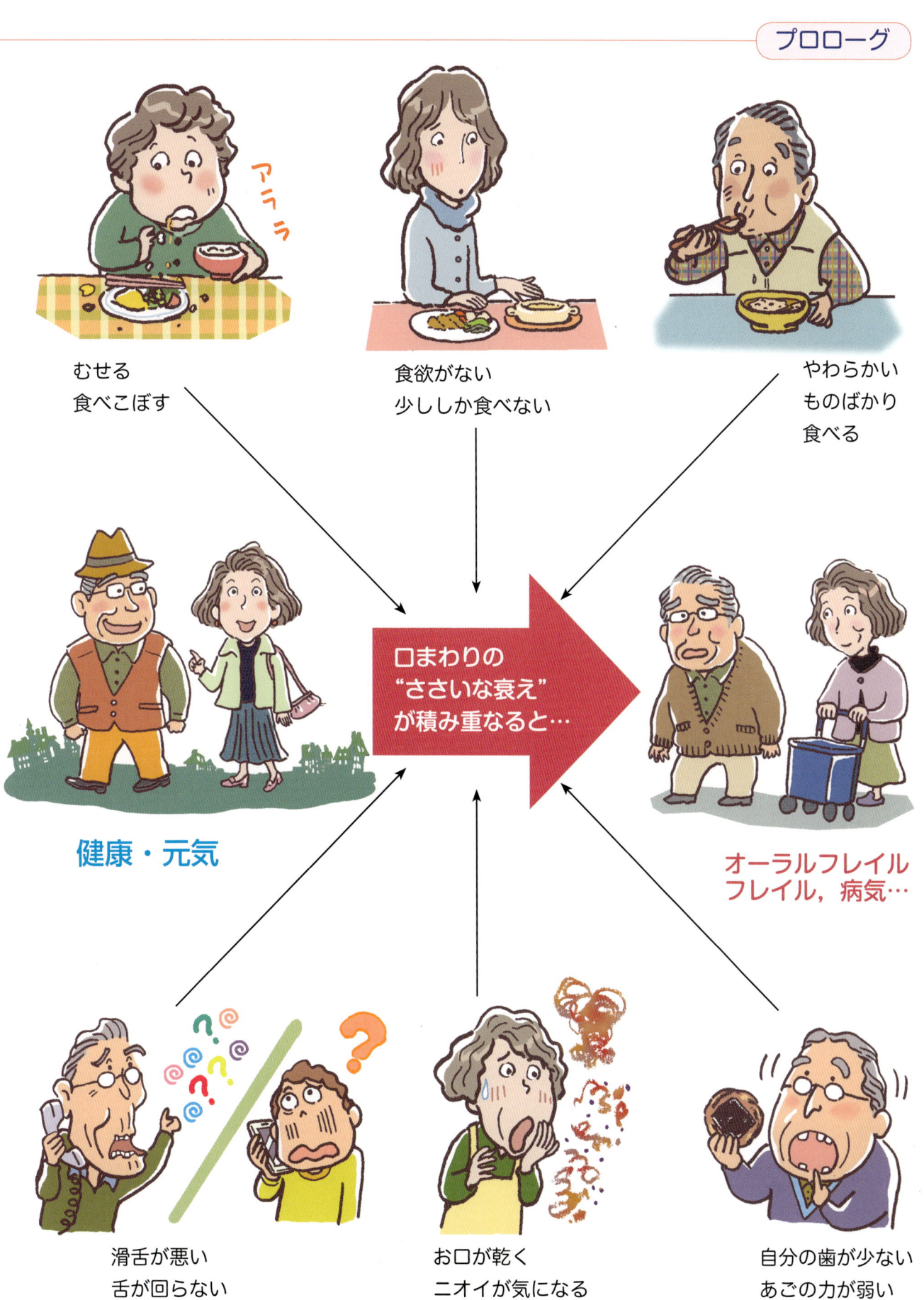

1つひとつは「大したことない」と思っていても，
それらが積み重なることで，心身の"不自然な衰え"を早めてしまうかも知れません！

✻ もくじ ✻

プロローグ／オーラルフレイルってなんだろう？

Q&A

父が食事中によくむせるようになって，心配です ——— 8

高齢の母が，やわらかいものばかり食べていて，心配です ——— 10

食べこぼしが増えて，恥ずかしいです ——— 12

会話中に，言葉を聞き返されることが増えました ——— 14

母が，お口のかわきとニオイを気にしています ——— 16

自分の歯が半分しか残っていないのですが，
　ずっと健康でいられますか ——— 18

噛む力の弱い人は，早くオーラルフレイルになりやすいのですか？ ——— 20

外出好きだった父が，高齢になってからは
　家にこもりがちになってしまいました ——— 22

オーラルフレイルと認知症は関係ありますか？ ——— 24

お口の"自然な衰え"とオーラルフレイルは，どう違うのですか ——— 26

オーラルフレイルを早く見つける方法はありますか？ ——— 28

COLUMN

● 社会とのつながりを失うことが，フレイルの入り口 ……… 23

● 口からはじまるフレイル予防 ……… 27

● 定期的に，義歯のチェックをしてもらいましょう ……… 29

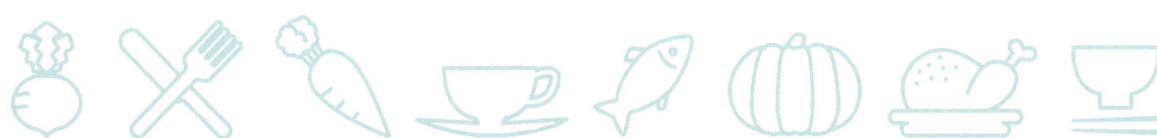

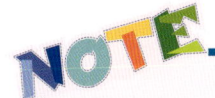

(各Q&Aに対応するページです)

　　年をとるとむせやすくなるのは，なぜ？ ……………………………………… 9
　　食形態や調理法に変化をつけてみよう ……………………………………… 11
　　何でも食べられる高齢者の特徴 ……………………………………………… 13
　　舌の機能を取り戻そう ………………………………………………………… 15
　　唾液の減少は，オーラルフレイルのはじまり ……………………………… 17
　　自分の歯が残っている人，残っていない人で健康状態はどう違う？ …… 19
　　発達期から意識したい，オーラルフレイル対策 …………………………… 21
　　社会とのつながりをなくさないために ……………………………………… 23
　　オーラルフレイルと認知症との関係 ………………………………………… 25
　　自然な衰え（老化）とオーラルフレイルの違い …………………………… 27
　　オーラルフレイルに対する歯科での取り組み ……………………………… 29

参考解説

　　老化と機能低下にかかわる用語早わかり ───────────── 30
　　フレイルとは ─────────────────────── 31
　　フレイルの要因 ────────────────────── 32
　　サルコペニアとは ───────────────────── 32
　　フレイルのセルフチェック ─────────────────── 33
　　フレイルの予防 ────────────────────── 35
　　オーラルフレイルとは ─────────────────── 35
　　オーラルフレイルと口腔機能低下症の関係 ──────────── 36
　　摂食嚥下のプロセス ──────────────────── 38
　　摂食嚥下にかかわる筋肉 ────────────────── 38

巻末付録

　　食べトレ体操 ─────────────────────── 40

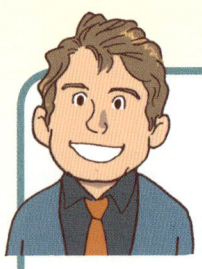
父が食事中によくむせるようになって，心配です

　68歳の父が最近，食事中によくむせるようになりました．本人は「年のせいだろう」と気に留めていませんが，ひどく咳き込んでいることもあり，心配です．父のむせは，本当にただの年のせいでしょうか？

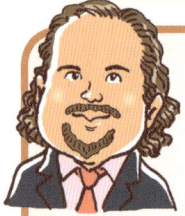
むせやすくなるのは，老化による"自然な衰え"の1つでしょう

　年齢を重ねるとともに，ものを飲み込む力やのどの反射神経が鈍ってきたり，口まわりの筋力が落ちてきたりすると，食べもの・飲みもの，唾液などが食道ではなく気管に入ることで，むせ・咳き込みなどが目立つようになってきます．

　これだけなら，老化による"自然な衰え"といえるので，必要以上に心配はいりません．

　しかし，こういった口まわりの"ささいな衰え"を「年のせいだろう」と放っておくと，次のように，心と身体の"不自然な衰え"を早めてしまうこともあります．

| たびたびむせたり食べこぼしたりしているうちに，食べることがイヤになってくる | ＋ | 食欲が落ちてきて，食べる量が減る | ＋ | 栄養不足・低栄養になって，体力や免疫力が低下する |

↓

- 誤嚥性肺炎（ごえんせいはいえん）（誤嚥がもとで起こる肺炎）やその他の感染症に，くり返しかかってしまう
- 心身ともに元気がなくなってしまう

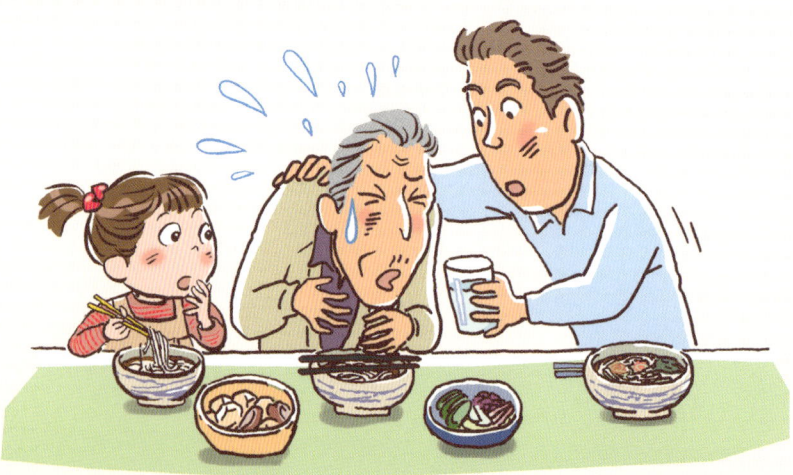

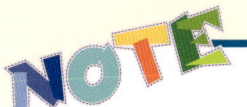

年をとるとむせやすくなるのは，なぜ？

■加齢による嚥下反射の鈍り

"むせ"とは，誤って気管に入ってしまった唾液や飲食物を排出させようとして起こる，防御反射の1つの咳反射です．通常，ものを飲み込むとき（嚥下）は，気管にものが入らないよう，気管と食道の分かれ目にある喉頭蓋（図）という部分が，気道の入り口をふさぎます．この働きは脳の嚥下中枢が出す指令によるもので，反射による無意識の反応です．ところが，加齢によって嚥下反射に関連する神経や筋肉の機能が低下してくると，ものを飲み込むときに喉頭蓋が気道の入り口をふさぐタイミングがずれてしまったり，入り口がしっかりふさがれなかったりして，唾液や飲食物が誤って気管に入ってしまうことがあります（誤嚥）．

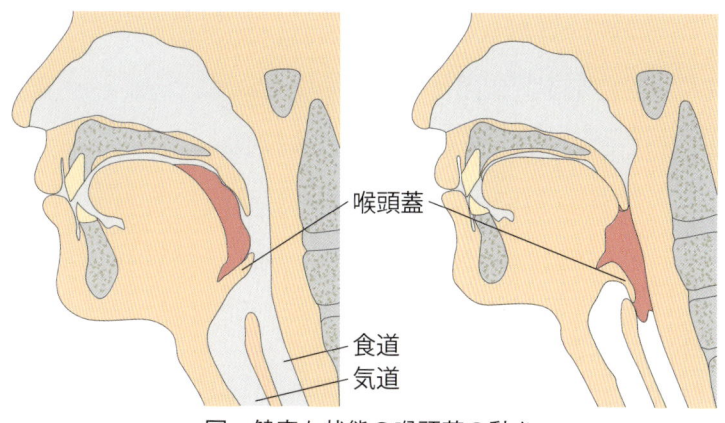

図　健康な状態の喉頭蓋の動き

むせは"誤嚥したものによる刺激が咳中枢に伝わり，咳き込むことで誤嚥したものを排出しようとする防御反射"であり，それ自体は異常なことではありません．しかし，この防御反射や咳き込む力はほとんどの場合，加齢とともに低下していきます．

○**防御反射の低下**：誤嚥とむせをくり返すことで気道粘膜が障害されると，誤嚥したものによる刺激が咳中枢に伝わりにくくなり，誤嚥したものが気道の奥の肺にまで達してしまいます

○**咳き込む力の低下**：咳を出す筋肉の老化などによって，むせても誤嚥したものをしっかり排出できなくなることがあります

これらは，誤嚥性肺炎を招く大きな要因です．つまり「以前はよくむせていたけれど，最近はむせなくなってきた」という人も，安心はできません．「声がかすれている」「よく微熱が出る」「いつも痰が絡み，呼吸が苦しい」などの症状に心あたりがあれば，できるだけ早く，のどを診てもらえる専門の医療機関（摂食嚥下の診断や指導をしている歯科医院，耳鼻咽喉科，リハビリテーション科など）などで，精密検査を受けることをおすすめします．

■加齢による咀嚼力の低下

また，むせが起こる人はものを噛む力（咀嚼力）が低下している可能性が高いといえます．

食物を十分に噛み砕けずに大きな塊のまま飲み込むようになると，のどに詰まって窒息事故を起こす原因にもなります．

むせが頻繁に起こるような場合は，誤嚥性肺炎のほか窒息事故にも十分な注意が必要です．

父が食事中によくむせるようになって，心配です

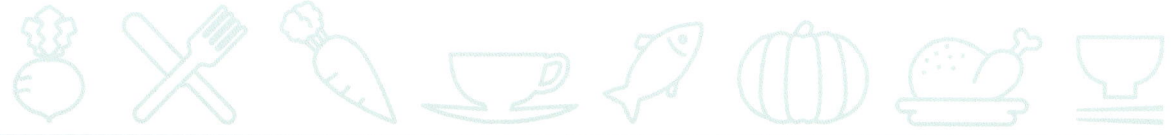

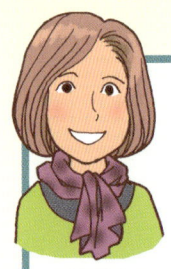
高齢の母が，やわらかいものばかり食べていて，心配です

　75歳の母がいます．若いころはお肉が大好きな母でしたが，最近は年のせいか歯が弱ってきているようで，うどん・湯豆腐・おかゆのような，やわらかいものばかり食べるようになりました．このままでは栄養バランスもかたよってしまうのでは？　と，心配です．

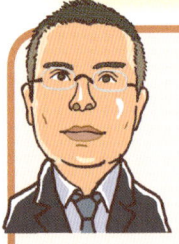
お口の病気がないか，入れ歯が合っているかなどを，かかりつけの歯科医院で診てもらいましょう

　まずは，
- むし歯や歯周病など，お口の病気がないか
- （入れ歯をお使いの場合は）入れ歯が合っているか

などを歯科医師に診てもらい，お口の病気があればそれを治療すること，入れ歯に問題があればそれを解決すること，が第一です．

　それでも，まだ固い食べものを食べにくそうにしているようであれば，ご自宅での食事に工夫してみましょう．

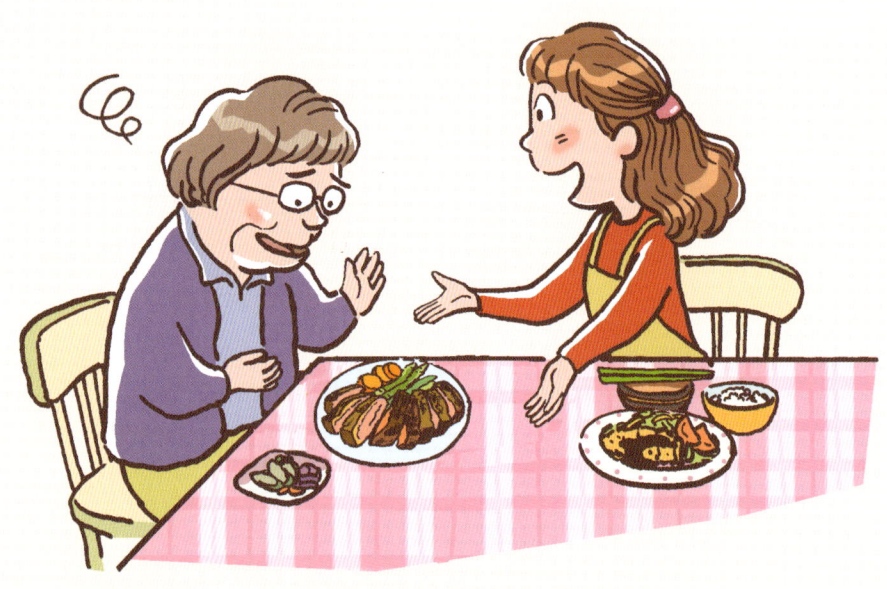

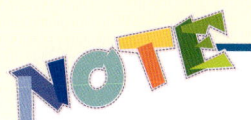

食形態や調理法に変化をつけてみよう

　オーラルフレイルとしてだけでなく，老化による"自然な衰え"で歯や顎の力は少しずつ弱まってくるので，固くて弾力のある肉類や赤身の魚などは，どうしても食べにくくなってきます．とはいえ，食事面から健康長寿にアプローチするためにも，固い食物を全て避け続けるわけにもいきません．食べにくい食物は，お口に入れやすい大きさ・形状にカットしたり，よく噛んで顎を動かすような食物を適宜使ったりして，食形態や調理法を工夫してみましょう（ただし，食物を細かく刻んだり，過剰にやわらかくしたりするのは，オーラルフレイルを改善するためにはおすすめできません）．

- ✕ ステーキのような，噛み切って食べる厚い一枚肉
- ◯ かじり取りやすいハンバーグやつみれなど

■肉類であれば

　一枚肉でも，薄切りのものであれば食べやすいでしょう．脂身が多くやわらかい肉はタンパク質が少ないので，なるべく脂身の少ない赤身の肉を選びましょう（ひき肉を使うときも，赤身の多いものがよいです）．赤身の肉はやわらかくてもよく噛んで食べる必要があるので，歯や顎の力がきたえられます．焼き方，ゆで時間，切り方，味つけなどの調理法は，個々のお口の機能（口腔機能）に合わせて工夫しましょう．また，赤身の魚は煮魚にすると食べやすくなります．

- ✕ 生野菜（レタスやホウレンソウなどのうすい葉もの野菜）
- ◯ 一口サイズにして，加熱する

■野菜類であれば

　野菜類は加熱調理することで，生のものよりも食べやすくなります．また，葉もの野菜は加熱調理するとカサが減って量が少なく見えるので，たくさん食べられない場合は，ゆで野菜や蒸し野菜がよいでしょう．固い皮のある野菜（トマト，ナスなど）は皮がお口の中（口腔内）に残りやすいので，むくか，切れ目を入れてから調理しましょう．

●機能低下への悪循環

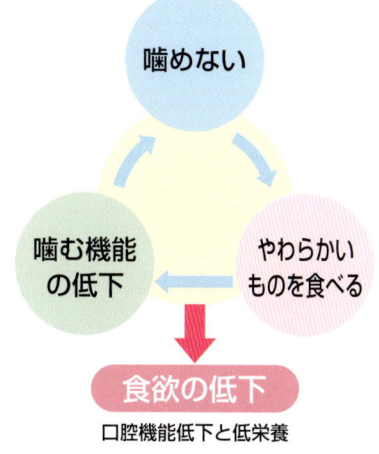

図　口腔機能低下の悪循環

■オーラルフレイル対策で，生活能力を維持しよう

　ご自分の，またはご高齢の家族の皆さまに，むせや食べこぼしが多くなったり，食事に時間がかかるようになったりした場合，老化によって口腔機能が低下してきている可能性があります．口まわりの"ささいな衰え"を「年のせい」と思い込んで見過ごしていると，いつの間にか悪循環がはじまって，やがては全身の栄養状態が悪くなってしまうかも知れません（図）．かかりつけの歯科医院で相談するか，「食ベトレ体操（巻末付録）」を見て，口まわりをきたえるトレーニングをはじめてみてはいかがでしょうか．多くの高齢者は，加齢とともに低下していく運動機能・栄養状態・生活能力を「年のせい」とあきらめ，活動範囲を狭めたり，食べにくいものを避けたりすることで対応しようとします．しかし，それが習慣化してしまうと，これらに心身が慣れてしまいます．これこそが，オーラルフレイルの入り口なのです．

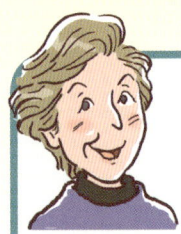
食べこぼしが増えて，恥ずかしいです

最近，食事中にものを食べこぼしたり，しっかり噛めないせいで固いものを食べ残したりすることが増えて，恥ずかしくて友人との食事に行きにくくなってしまいました．

何か，改善する方法はないでしょうか？

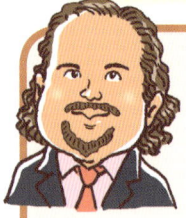
症状の悪化を防ぐため，口まわりをきたえる体操をはじめましょう

「こぼすから…」と家族や友人との食事を避けたり，「噛めないから…」とやわらかいものばかり食べていたりすると，お口を動かす回数が減り，口まわりの"不自然な衰え"を早めてしまいます．

しかし，口まわりの機能は，くちびる・舌・あごなどを意識的に動かしたり，食べこぼしやすいものや噛みにくいものを，あえて食事に数品取り入れたりすることで，回復する可能性があります．

また，オーラルフレイル対策としては，家族や友人との楽しい時間のために「回復させたい」という意欲を持ち続けることも，とても大切です．また，歯などに異常がないか歯科で相談することも必要です．

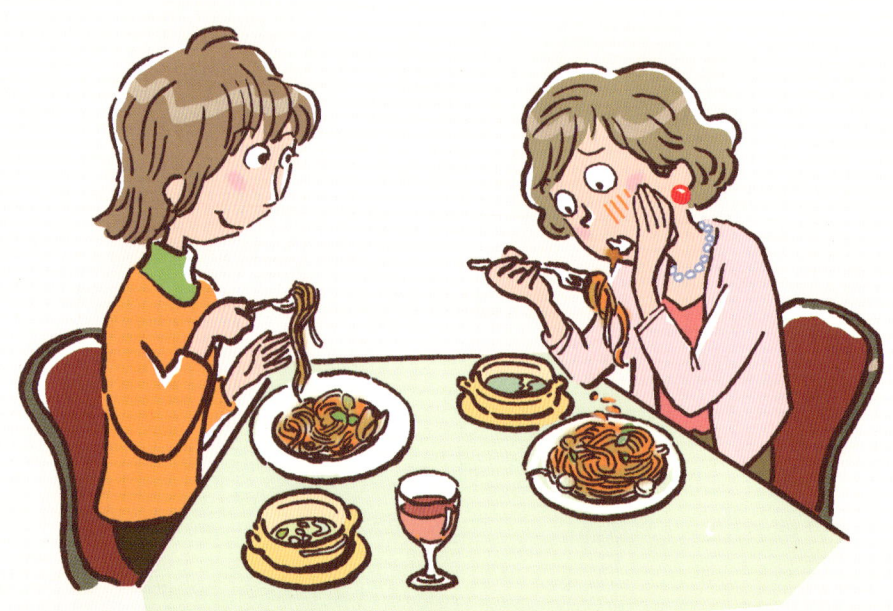

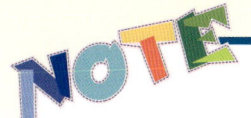

何でも食べられる高齢者の特徴

　オーラルフレイルに限らず，摂食嚥下にかかわる口腔周囲の筋肉（図）は，老化による"自然な衰え"とともに，少しずつ力が弱まってくるものです．しかし，そのスピードには個人差があり，60歳代半ばでオーラルフレイルを発症して，口腔機能がみるみる衰えてしまう人もいれば，90歳を超えて総入れ歯（総義歯）をお使いでありながら，ステーキや鶏のから揚げなどの肉料理が大好きで，何でもしっかり噛んでおいしく食べられる人もいます．

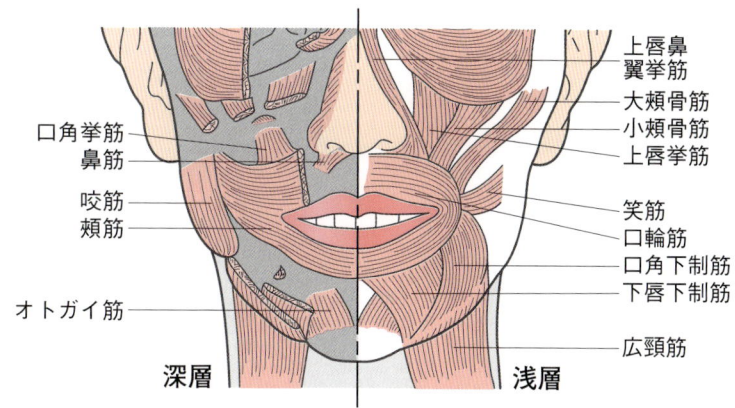

図　摂食嚥下にかかわる口腔周囲の筋肉

　では，オーラルフレイルを発症してしまう人と，いくつになっても何でもおいしく食べられる人とでは，どこが違うのでしょうか？

■家族や友人と一緒に食事をしている

　近年，高齢者の「孤食」が問題になっています．孤食とは，孤独を感じてしまうような，一人きりのさみしい食事のことをいいます．食事に限らず，生活において一人で行動することが多い高齢者（一人暮らしをしている人など）は，「誰かと一緒にいる＝人から見られている」という意識が薄れがちです．そして，身だしなみとしての歯みがきがだんだんおっくうになったり，歯や口腔の健康・衛生に無頓着になったりしていくうちに，オーラルフレイルを発症してしまうと考えられます．

　一方で，家族や友人と一緒に食事をしている高齢者は，
○「おいしいね」と言葉を交わしたり世間話をしたりしながら食事する
　➡ 心と脳にプラスの刺激が与えられる
○相手から見られているという自覚がある
　➡ 歯と口もとの清潔さや，食べ方などに配慮する

などのことから，歯と口腔の健康・衛生が保たれている人が多い傾向にあるようです．

■食べることへの意欲・関心が強い

　オーラルフレイルを発症すると，摂食嚥下の機能はますます衰え，やがて食事内容が「噛めるもの，食べやすいもの」中心となって，栄養バランスをとることが難しくなってしまいます．しかし，高齢でもオーラルフレイルを発症せず，何でもおいしく食べられる人は，老化による"自然な衰え"によって多少の噛みにくさ・飲み込みにくさを感じるようになっても，「好きなものをおいしく食べたい」という意欲を強く持っている人が多いようです．

　つまり，オーラルフレイルの予防には，いつまでもおいしく食べたい，楽しく生活をしたいなど，意欲を持ち続けることが大切なのです．

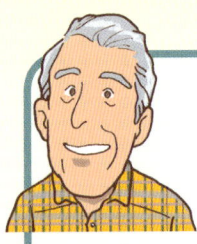

会話中に，言葉を聞き返されることが増えました

最近，人と話していると「今，何ていったの？」「ごめん，よく聞き取れなかった」と，言葉を聞き返されることが増えてきました．自分としては，ちゃんと話しているつもりなのですが…

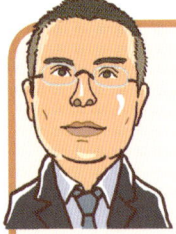

舌が回らず滑舌(かつぜつ)が悪くなってくるのは，オーラルフレイルのサインの1つでしょう

年齢を重ねるとともに，「舌が回らなくなってきた」「滑舌が悪くなってきたのか，よく言葉をかんでしまう」という人は，少なくありません．

オーラルフレイルの主なサインには，
- 食べものをよく食べこぼす
- たびたびむせたり，激しく咳き込んだりする
- 噛めない食べものが増える（固いもの，弾力のあるもの，うすいものなど）
- 食欲がわかない（食事の量が減る）
- 滑舌が悪くなる

などがあります．

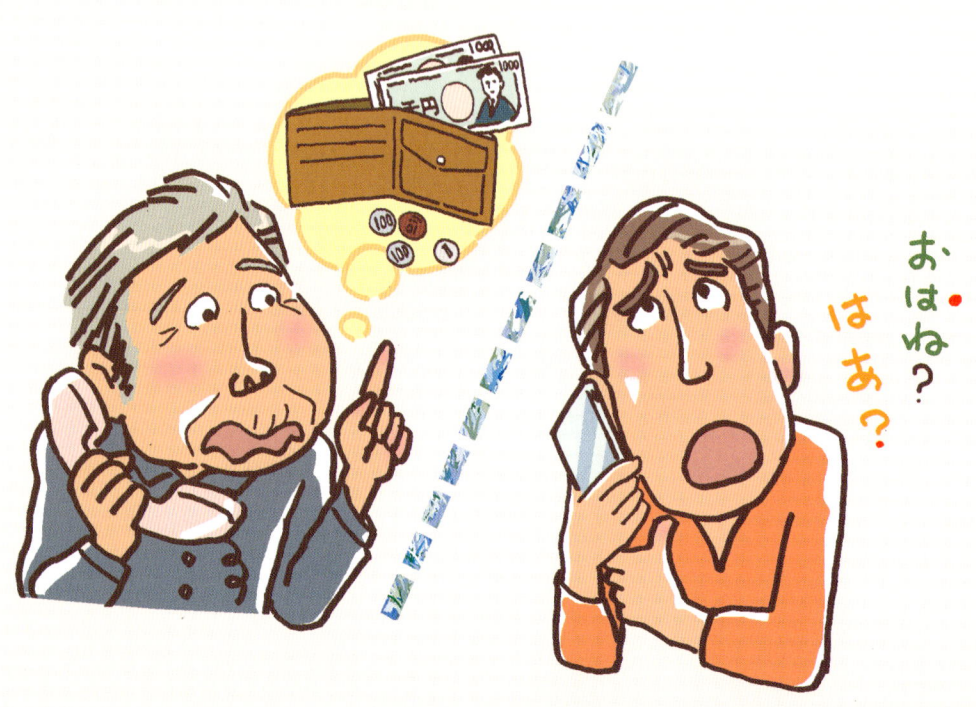

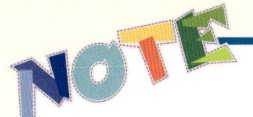

舌の機能を取り戻そう

■よく噛んで食べましょう

　舌は，食物を口腔内に留める→食物を咀嚼して，飲み込みやすい形状にまとめる（食塊形成）→食塊を咽頭へ送り込む，という摂食嚥下の過程を，複雑に動きながらサポートしています．つまり，噛めば噛むほどに舌の運動量は増え，筋力がきたえられるのです．

　反対に，咀嚼回数が少ないと
- **舌の運動量が減る→舌の筋力低下**
  - ものを噛みにくくなる（私たちは，無意識のうちに口腔内で食物を舌で動かしたりとらえたりすることで，最も噛みやすい位置に移動させて咀嚼しています）
  - 咽頭に食塊を送り込みにくくなる
  - 滑舌が悪くなり，言葉をうまく発音できなくなる

などのトラブルが出はじめ，やがてオーラルフレイルを発症してしまうでしょう（p.11で，食物を細かく刻んだり過剰にやわらかくしたりするのはおすすめできないといったのは，このためです）．

　また「噛み切れないから…」と肉類や食物繊維の多い野菜類を避けたり，やわらかいものばかり食べ続けたりすることも，栄養状態の悪化（栄養不足，低栄養）・食欲の低下・摂食量の低下につながります．食べにくいものを無理に食べる必要はありませんが，食べやすくなるよう調理法を工夫して，よく噛むことを意識して食べるだけでも，舌の筋力をきたえるトレーニングになります．

■人とよく会話しましょう

　舌は，滑舌のよしあしにも深くかかわっています．たとえば，タ行（タチツテト）・ナ行（ナニヌネノ）・ラ行（ラリルレロ）などは，舌の前方を上の前歯の裏側あたりに軽くつけて発音することで，はっきりとした音になります．滑舌に関しても，意識してはっきり大きく口を動かして人と会話したり，歌をうたったり，本を音読したりして声を出せば出すほどに舌の運動量が増え，筋力がきたえられます．社会性の向上もかねて，家族や友人とたくさん会話するのが一番ですが，テレビを見ながらひとりごとをいったり本や新聞を音読したりするのもよいでしょう．意識的に声を出したり，口を大きく強く動かして表情をつくったりして，食事以外でも舌やくちびる（口唇）を動かすことを心がけましょう．

■舌の筋肉はどうなっている？

　舌は，そのほとんどが筋肉でできています（図）．また，舌は多くの筋肉によって動かされています．

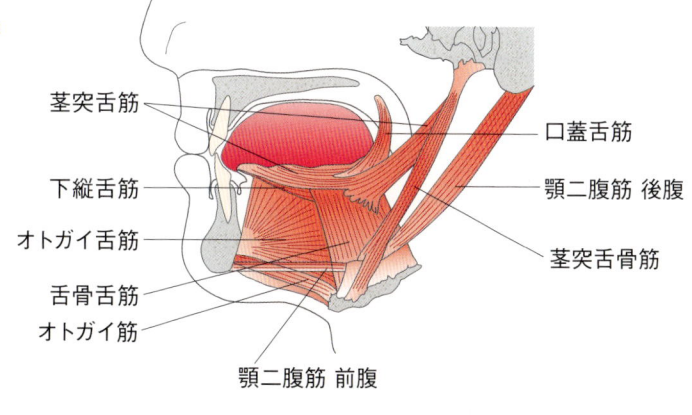

図　舌と舌を動かす筋肉

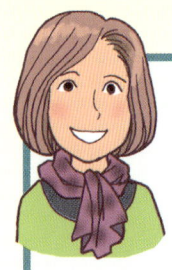

母が，お口のかわきとニオイを気にしています

　70歳の母がお口のかわきを気にしています．食べものが飲み込みにくいようで，つらそうです．またニオイも感じて気にしているようで，気にするあまり1日に何度も歯みがきをしたり，お口に手を当てて話したりするようになりました．

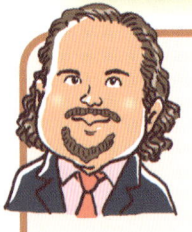

唾液腺のマッサージをしてみましょう

　お口のかわきやニオイを感じるのは，唾液が出にくくなってきたせいかも知れません．老化による"自然な衰え"以外で唾液が少なくなるのは，

| 咀嚼回数が少ない | ストレスが多い | 飲んでいる薬の副作用 |
| 全身の病気 | 唾液腺の病気 | 脱　水 |

などの要因が，単独または複合して影響していると考えられます．
　まず，「何が原因で，唾液が出にくくなっているのか？」を調べることが大切なので，かかりつけの歯科医院で診てもらいましょう．
　老化による"自然な衰え"が原因の場合は，水分を多く摂って唾液腺マッサージを行うことで唾液は出てくるようになります．これは一時的な効果なので，習慣的に長期間行うことをおすすめします．
　また，よく噛んで食べることを意識しましょう．しっかり噛んで味わって食べることで唾液腺が刺激され，唾液の分泌がうながされます．ガムを噛むのも効果的です．

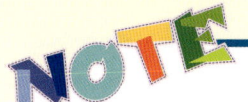

唾液の減少は，オーラルフレイルのはじまり

■唾液が出にくくなる，代表的な3つの要因

　以前は，老化による"自然な衰え"に伴って唾液腺が委縮するため，唾液が出にくくなると考えられていましたが，その後の研究で「唾液腺は巨大な分泌腺であり，"自然な衰え"の影響だけなら，口腔内のかわきを感じるほど唾液が減ることはない」ということがわかっています．
　では，唾液が出にくくなる本当の原因とは何なのでしょうか？　考えられるのは，

- ○**咀嚼回数が少ない**：唾液腺は，咀嚼の動きや味覚に刺激されて唾液を分泌しているため，咀嚼回数が少ないと唾液は出にくくなります．よく噛むことは，オーラルフレイル対策としてだけでなく，唾液の分泌をうながすという面においても，とても大切なのです
- ○**薬の副作用**：高血圧の薬（抗高血圧薬），骨粗しょう症の薬，睡眠薬，精神安定剤（抗不安薬），抗うつ剤，抗アレルギー剤などを服用している場合や，多くの種類の薬を長期間服用している場合も，副作用として唾液の減少や口腔乾燥が見られることがあります．ただし，唾液の減少を改善するよりも，疾患の治療のほうが大切な場合が多いことから，自己判断で薬の服用をやめるようなことはしてはいけません[1]
- ○**ストレス**：唾液腺は自律神経の働きにも反応します．ストレスを感じたり緊張したりすると，交感神経が活発になってネバネバした唾液が少ししか出なくなり，反対に，のんびりとリラックスしているときには，副交感神経が活発になってサラサラした唾液が出やすくなります

などです．ほかにもさまざまな要因が考えられますが，実際のところ「何が原因で，唾液が出にくくなっているのか？」は，人それぞれです．原因に応じて対処法を考える必要があるので，歯科医院で調べてもらうのがよいでしょう．

■唾液腺マッサージで唾液の分泌をうながしましょう

　唾液が少ない人はむし歯（う蝕）や歯周病になりやすい傾向があります．唾液腺マッサージを行って，唾液の分泌をうながしましょう．

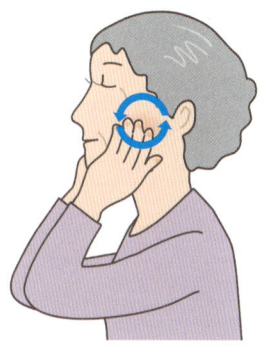

①上の奥歯のあたり，耳たぶの前方に人差指，中指，薬指を押し当て，5～10回，回転させます

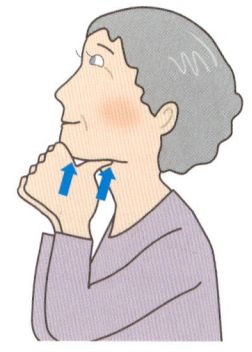

②顎の下の内側のやわらかいところを，耳の下から顎の先あたりまで5～10回，押します

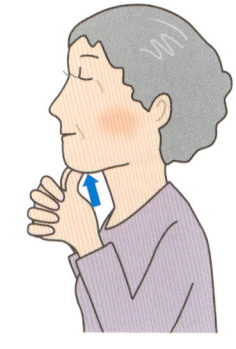

③顎の先の内側を押し上げるように，強くゆっくり5～10回，押します

図　唾液腺マッサージ

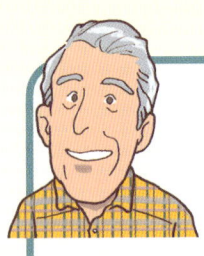

自分の歯が半分しか残っていないのですが，ずっと健康でいられますか？

　2年前に歯周病が原因で歯が抜けてしまい，今は部分入れ歯を使っています．70歳を過ぎ，自分の歯が半分しか残っていないことや，歯周病の治療もまだ終わっていないことを考えると，この先も歯を守れるか不安です．

　「長生きの秘訣は，歯とお口にある」とよく聞きますが，自分の歯が少ない人でも，長生きを目指せるでしょうか？

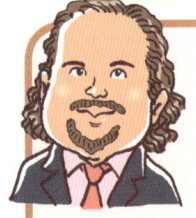

入れ歯やインプラントで抜けた歯を補い，しっかり噛んで食べられていれば，健康長寿は目指せます

　もちろん，自分の歯が残っていれば一番よいですが，歯が抜けてしまっても，入れ歯をつくったりインプラント治療を受けたりして，しっかり噛んで食事ができていれば大丈夫です．反対に，問題のある歯を治療せずに，しっかり噛めない状態のまま放っておいていると，お口の機能が十分に発揮できません．

　むし歯や歯周病にならないよう，毎日しっかり歯みがきをして，歯科の定期健診を受けるなど，お口の健康管理を続けていくことが，健康長寿につながります．

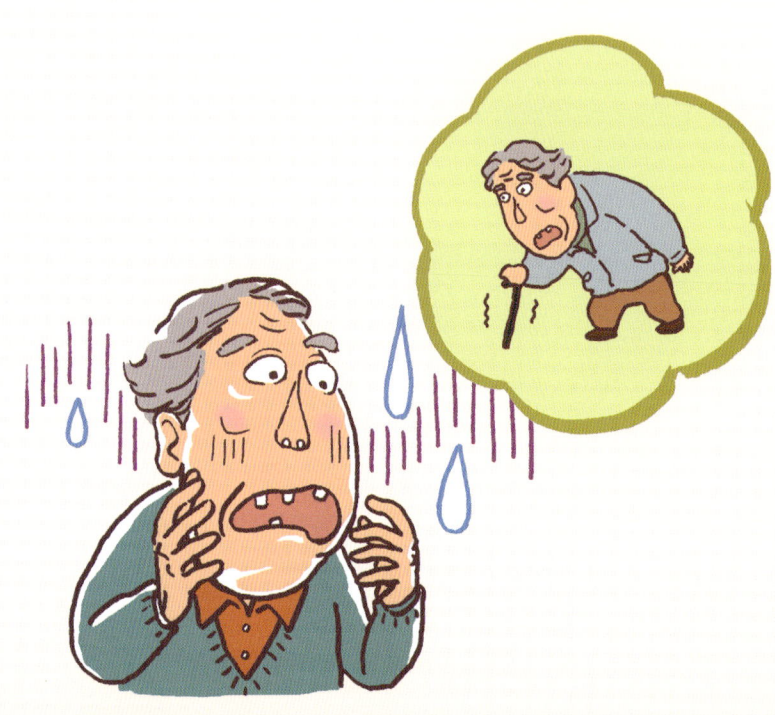

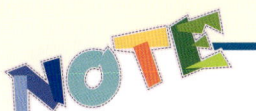

自分の歯が残っている人，残っていない人で健康状態はどう違う？

■自分の歯が残っていない人の特徴

1．転びやすい（図1）

65歳以上（過去1年間で転倒したことがない）の高齢者を対象に3年間の調査を行った結果，性別・年齢などにかかわらず「自分の歯が19本以下しか残っておらず，義歯も使っていない人は，自分の歯が20本以上残っている人にくらべて，転倒のリスクが2.5倍も高い」ということがわかっています[2]．ただし「自分の歯が19本以下であっても，義歯を使っていれば，転倒のリスクは1.36倍程度に抑えられる」ということも報告されています[2]．

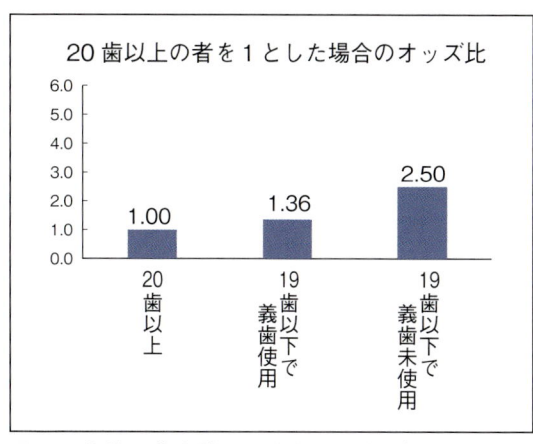

図1　歯数・義歯使用と転倒の関係（山本ら[2]より）

2．認知症になりやすい（図2）

認知症の認定を受けていない65歳以上の高齢者を対象に4年間の観察研究を行った結果によると，性別・年齢・生活習慣などにかかわらず「自分の歯がほとんど残っておらず，義歯も使っていない人は，自分の歯が20本以上残っている人にくらべて，1.9倍も認知症の発症リスクが高い」ということがわかっています．さらに「自分の歯がほとんどなくても，義歯を使って歯のない部分を補っていれば，認知症の発症リスクを4割ほど抑えられる可能性がある」ということも報告されています[3]．

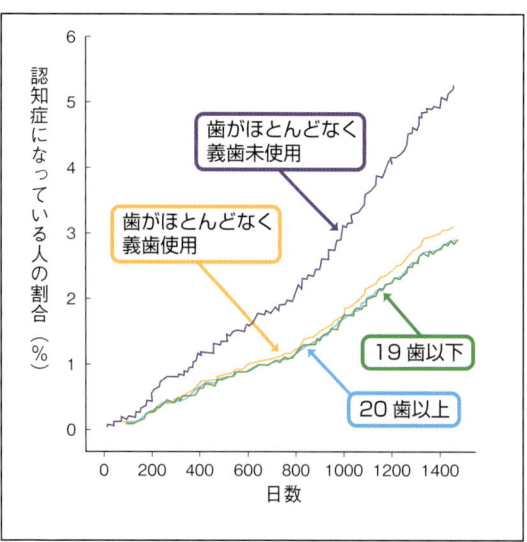

図2　歯数・義歯使用と認知症発症との関係（山本ら[3]より）

3．要介護状態になりやすい

介護との関係を見た4年間の調査では「自分の歯が20本以上ある人と比べて，自分の歯が19本以下の人の要介護状態への移行のリスクは1.21倍である」という報告があります（相田 潤[4]）．

4．その他

○**心血管系疾患，脳卒中になりやすい**：自分の歯が少ない男性は，冠動脈疾患のリスクが高かった[5]，無歯顎者では，男女ともに心血管系疾患による死亡リスクが上昇した[6]，などという報告があります

○**死亡リスクが上がる**：歯数が少ないことや咀嚼，噛み合わせ（咬合）が不良であることは，地域在住高齢者の死亡リスク因子である[7]，70歳のときに20本以上の歯がある者は，それ以下の者より5年後の死亡リスクが低かった[8]，などという報告があります

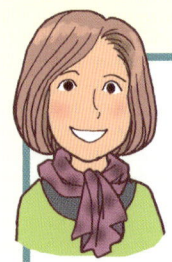

噛む力の弱い人は，早くオーラルフレイルになりやすいのですか？

　先日，高齢の両親の歯科健診のときに，歯医者さんからオーラルフレイルについて教えてもらったのですが，両親だけでなく子どもに関しても，気になることがあります．

　子どもは8歳になりますが，固い食べものを残しがちです．噛む力が弱いまま育ってしまうと，将来，オーラルフレイルになりやすくなったりするのでしょうか？

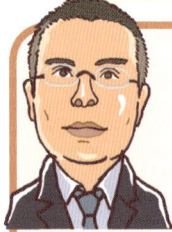

お口・歯・あごの発達が十分でないと，将来，オーラルフレイルになりやすいでしょう

　現代の子どもは，生まれつき「あごの骨が小さく，歯が生えそろうスペースが狭いため，歯ならびが悪くなりやすい」「歯の数が少ない」といった傾向があります．また，好き嫌いやアレルギーなどの理由から，食べられるものの種類が限られている子どもも多く，食事を通したお口・歯・あごの発達が，十分に得られない場合もあります．

　お口・歯・あごの発達が不十分なまま高齢期を迎えると，早い時期からオーラルフレイルになりやすいと考えられるため，子どものうちから

- 定期的に歯科健診を受ける
- 子どもが避けがちな食べものは，食べやすい大きさ・形にして，よく噛んであごを動かすような調理法を考える

ということを意識する必要があります．

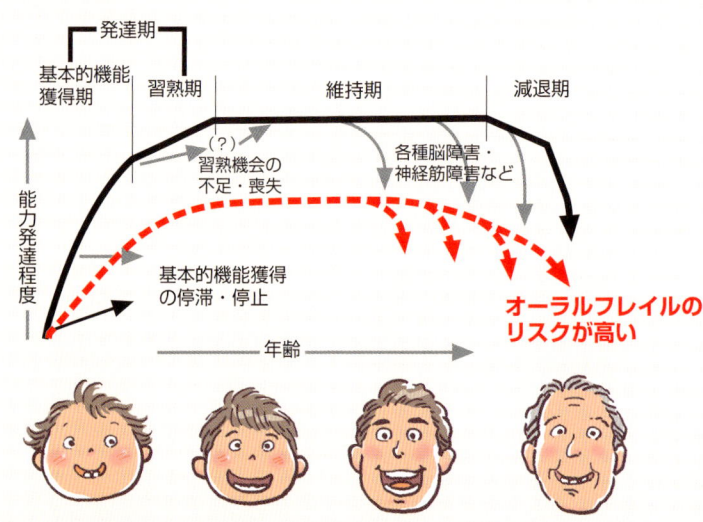

口腔機能の発達と減退（金子[9]より改変）

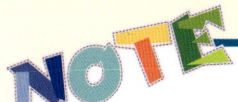

発達期から意識したい，オーラルフレイル対策

■ 2025年問題

2017年現在の高齢者は"団塊の世代"以上の年代で，高度経済成長期の日本を支えた，肉体的にも精神的にも強い人たちです．彼らが発達期であった頃は，食生活も今ほどには欧米化していなかったため，米・魚介類・野菜・穀物など，しっかり咀嚼することが必要な食物を食べることで，歯や顎顔面口腔が形態的にも機能的にも十分に発達していたといえます．そんな人たちであっても，75歳以上（後期高齢者）になると，老化による"自然な衰え"が生じはじめ，場合によってはオーラルフレイルを発症し，全身のフレイルや要介護状態へと進行してしまう可能性が高くなります．

■ "団塊"以降の人たち

○これから高齢期を迎える世代の人たち：この世代の人たちは，発達期にはすでに食生活が欧米化し，あまり咀嚼を必要としない食事が多くなっていたことから，"団塊の世代"の人たちにくらべ，歯や顎顔面口腔の発達が不十分であるといえます．つまり，早い時期からオーラルフレイルを発症したり，さまざまな問題に直面したりする可能性があるため，そのことを自覚し，備えておく必要があります

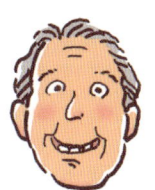

○"団塊二世"の人たち："団塊二世"の人たちは比較的，歯や口腔の健康・衛生に対する意識が高く，歯科の定期健診を受けている人の割合も多いといえます．しかし，歯科の定期健診を続けて歯を守るだけでなく，"高齢期を迎えた頃の全身の健康"にも早くから目を向け，オーラルフレイルやフレイルの対策に取り組む必要があります

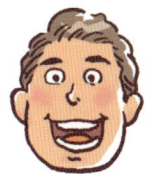

○現代の子どもたち：現代の食生活は完全に欧米化しており，また，加工食品を食べる機会も多いことでしょう．現代の子どもたちの口腔内を診ると，先天的に①顎骨が小さい，②歯の本数が少ない，③歯が生えそろう顎のスペースが狭く，歯ならびが悪くなりやすい，など口腔機能が十分に得られない形態になりつつあります．また，好き嫌いやアレルギーなどの理由で摂取できる食物の種類が限られる子どもも多いことから，食事を通した口腔機能の発達も期待できない状況にあります．十分な口腔機能を得られないまま高齢期を迎えた場合，早い時期からオーラルフレイルを発症しやすいと考えられます

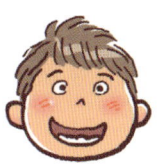

■ 発達期からはじめておきたい，オーラルフレイル対策

現代においては，オーラルフレイル対策は発達期からはじめる必要があるといえます．中でも「呼吸（睡眠）」「食事」に注意しなければなりません．正常な鼻呼吸・良質な睡眠・食事による十分な栄養摂取のためには，顎顔面口腔が形態的・機能的に正常に発達する必要があります．

顎顔面口腔の発達をうながす手段として，①しっかり咀嚼することが必要な食事の指導，②食べトレ体操（巻末付録），③口腔筋機能療法（MFT），などを行う必要があります．また，う蝕や歯周病といった口腔疾患の予防だけでなく，咬合誘導や歯列矯正を行うことによって，口腔を形態的・機能的に発達させる必要もあるでしょう．

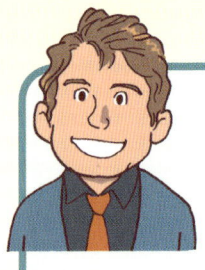

外出好きだった父が，高齢になってからは家にこもりがちになってしまいました

　以前はアウトドアが大好きだった父ですが，会社を退職して以降，すっかり家にこもりがちになってしまいました．

　食欲もわかないようで，食事にも少ししか手をつけません．熱があったり，どこかが痛んだりといった身体の不調はないようですが，元気がなく心配です．

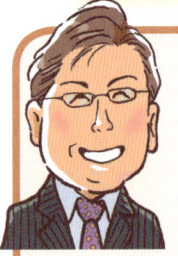

すでに，フレイルに近い状態になってしまっている可能性が高いでしょう

好きだったことをしなくなったというのは，
- 認知機能（情報処理能力・注意力・記憶力・理解力・集中力など）の低下
- 行動意欲の低下
- 判断能力の低下
- 社会に対する関心の薄れ
- 抑うつ

といった，精神的な問題の現れといえます．

　また，食べることへの意欲・関心も薄れていることを考えると，オーラルフレイルからフレイルへとなりつつある，またはなってしまった可能性が高いといえるでしょう．

　かかりつけ歯科医・かかりつけ医に相談してみましょう．身体に問題がなく，意欲や食欲の低下が1カ月以上続くようであれば，精神科，心療内科にも相談してみてもよいでしょう．

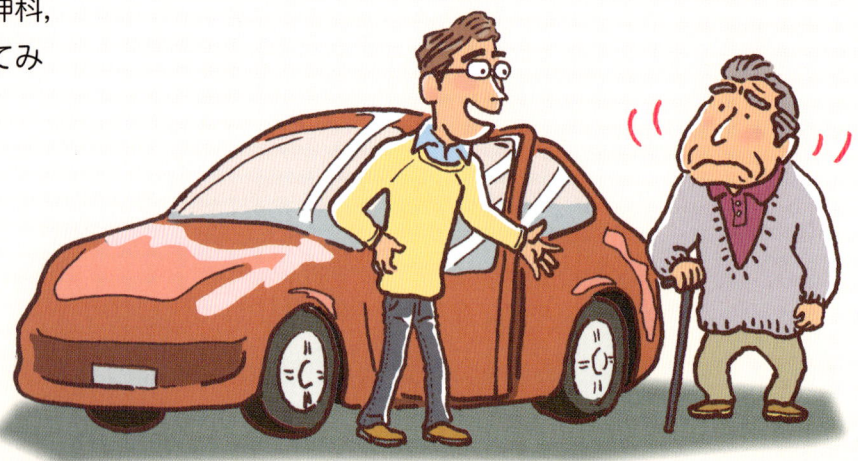

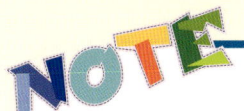

社会とのつながりをなくさないために

　フレイルが生じるきっかけはさまざまですが，その根底には①筋力も含めて身体機能が衰える（身体的問題），②脳や心・気持ちの面で弱くなる（精神的問題），③社交性がなくなる（社会的問題），という3つの要因があります．左ページで紹介したような事例の背景には，特に社会的問題が大きく影響しているといえるでしょう．社会的問題は，オーラルフレイルのみならず全てのフレイルのはじまりになることも多く，とりわけ注意が必要な要因です．

　高齢になると，社会とのつながり（ネットワーク）は減少する傾向にあります．会社に勤めていた頃は会社を中心とした人づきあいがあったものの，退職してからは住まいの近隣住民とのつきあいがとぼしく，孤独を感じてしまう人も少なくありません．このように，地域との接点を持てないために行動範囲が狭まると，「周囲から孤立してしまう」「人から見られているという意識が薄れ，自分の服装や健康への興味までもが失われてしまう」など，ゆくゆくは身体や精神にも問題を引き起こしてしまうリスクが高まります．

　つまり，フレイルを予防するには社会とのつながりを持つことが重要といえます．具体的には，近隣住民と接点を持つ機会を設けたり，家族・友人と過ごす時間をつくったり，地域で行われているボランティア活動に参加したりすることなどです．このように，他者や社会とのかかわりを持つことが，社会的問題から引き起こされるフレイルを予防することにつながります．

　最近では，多くの地域で高齢者に「地域づくり」に参加してもらう取り組みが行われています．各々がもともと持っていた能力や特技を活かして「地域づくり」に参加する取り組みも多く，こういった取り組みが社会的問題から引き起こされるフレイルの対策として，注目されています．

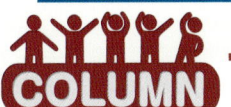

社会とのつながりを失うことが，フレイルの入り口

　栄養摂取や運動量に気をつけて生活していても，社会とのつながりが減ると，心身ともに健康的な生活を維持することは難しくなります．

　また，健康長寿のために大切な栄養・運動・社会参加のうち，社会参加の側面から弱っていくと，心身のさまざまな機能が，ドミノ倒しのように弱くなってしまうという傾向があります．

　家族や友人と一緒に，地域のボランティア活動やサークル活動などに積極的に参加して「心身の健康は自分で守る」という意識を持ちましょう．

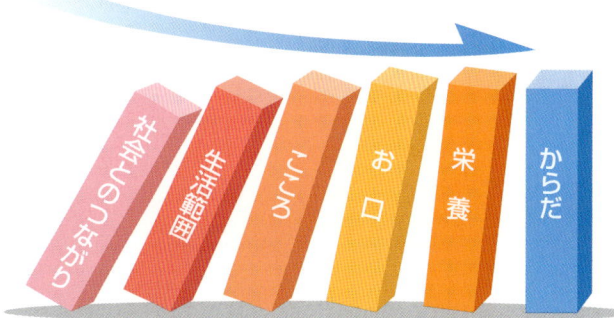

ドミノ倒しにならないように！

社会とのつながりを失うことがフレイルの最初の入口です

（東京大学高齢社会総合研究機構；飯島勝矢「フレイル予防ハンドブック」より）

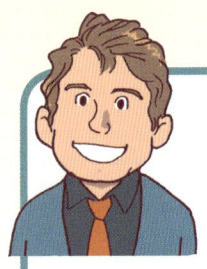

オーラルフレイルと認知症は関係ありますか？

　数年前に総入れ歯になった75歳の父がいます．最近，入れ歯が合わなくなってきたのか食事に時間がかかるようになり，食べる量も減ってきたので歯医者さんに相談したところ「オーラルフレイルかも知れません」といわれました．
　ほかにも，父はもの忘れが多くなり，ぼんやりしている時間も増えてきているので，認知症を心配しています．「オーラルフレイルの人は認知症になりやすい」というような，関連性はありますか？

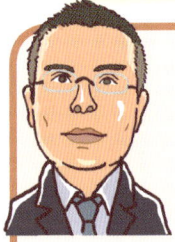

認知症は，歯やお口の健康状態と関連しています

　噛むという動作と全身の健康には深いつながりがあり，「歯周病などで自分の歯を失い，入れ歯も使っていない人は，認知症になりやすい」という報告もあります[3]．
　オーラルフレイルの人が全員，認知症になるとは限りませんが，「自分の歯でよく噛んで食べる」ということは，認知症予防に少なからず影響しているといえるでしょう．

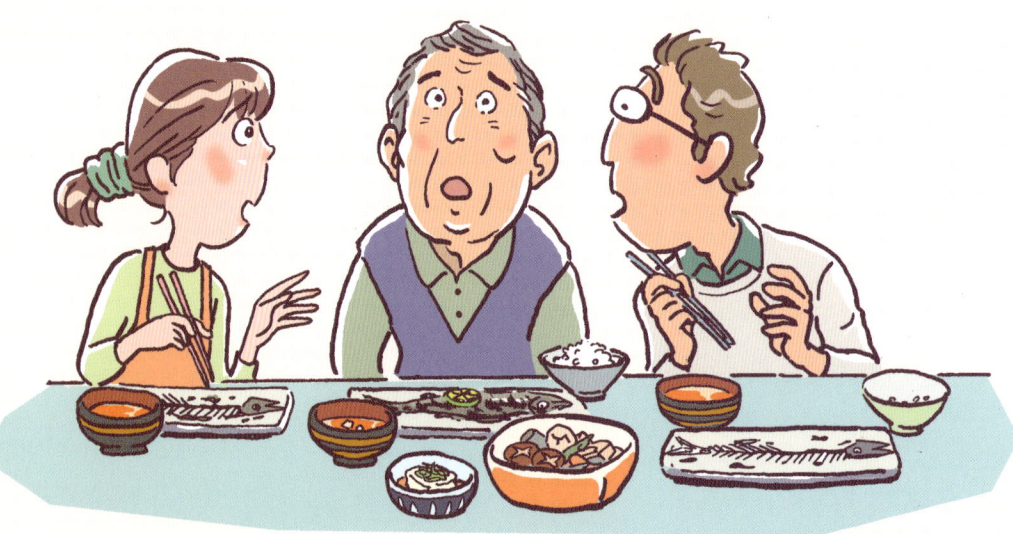

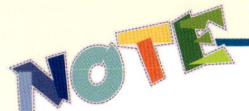

オーラルフレイルと認知症との関係

■認知症と口腔の健康との関連性 (図1, 2)

p.19でも紹介したように，認知症の認定を受けていない65歳以上の高齢者を対象に4年間の研究を行った結果によると，性別・年齢・生活習慣などにかかわらず「自分の歯がほとんど残っておらず，義歯も使っていない人は，自分の歯が20本以上残っている人にくらべて，1.9倍も認知症の発症リスクが高い」ということがわかっています[3]．

さらに「自分の歯がほとんどなくても，義歯を使って歯のない部分を補っていれば，認知症の発症リスクを4割ほど抑えられる可能性がある」という報告もあります[3]．

■噛むことの大切さ

噛むという動作には，舌の筋力をきたえたり，唾液の分泌をうながしたりするだけでなく，脳の働きを活発にする効果も認められています．そのため，歯や口腔の疾患（う蝕，歯周病など）やオーラルフレイルなどの影響で，噛むという動作に支障が出てくるようになると，間接的に認知症の発症リスクを高めてしまうことにもなるのです．

■いろいろな食物を摂ることと，認知機能との関係

"いろいろな食物を食べて，バランスのとれた食事をしているか（食品摂取の多様性）"と10年間の認知機能の変化を調べたところ，食品摂取の多様性が最も低い群に比べ，やや高い群，最も高い群では認知機能が低下するリスクがそれぞれ32%，44%低下しているとの結果が得られました．このことから「いろいろな食物を食べている人は，認知機能が低下しにくい」ということがいえます（国立長寿医療研究センターによる，10年間の長期縦断研究から）．

また「自分の歯が少ない人や歯周病の状態が悪い人は，食物摂取の多様性が悪い」という別の報告もあり，オーラルフレイルは食物摂取の多様性を損なう可能性があることから，認知症ともどこかで関連しているかも知れません．

認知症とは

- 定義：脳や身体の疾患を原因として，記憶・判断力などの障害が起こり，普通の社会生活が送れなくなった状態
- 認知症は，脳が病的に障害されて起こる
- 原因は，頭蓋内の病気，身体の病気など
- 多くは「アルツハイマー型認知症」と「脳血管性認知症」

認知症の高齢者は年々増加

将来推計（年） （単位：万人）

将来推計（年）	平成22年(2010)	平成27年(2015)	平成32年(2020)	平成37年(2025)
日常生活自立度Ⅱ以上	280	345	410	470
	9.5%	10.2%	11.3%	12.8%

※平成24年（2012）を総計すると305万人となる．
※下段は65歳以上人工に対する比率（厚生労働省 2012年10月5日アクセス）

図1　認知症の定義

歯科保険と認知症発症との関連

	ハザード比	95%信頼区間	p
歯数と義歯使用			
20歯以上	1.00		
19歯以下	1.01	(0.67-1.51)	0.98
歯がほとんどなく義歯使用	1.09	(0.73-1.64)	0.68
歯がほとんどなく義歯未使用	1.85	(1.04-3.31)	0.04
咀嚼能力			
なんでも噛める	1.00		
ほとんど噛める	0.98	(0.71-1.34)	0.87
あまり噛めない	1.25	(0.81-1.93)	0.32
かかりつけの歯科医院			
あり	1.00		
なし	1.44	(1.04-2.01)	0.03
口腔衛生の心がけ			
あり	1.00		
なし	1.76	(0.96-3.20)	0.07
不明	1.46	(0.93-2.28)	0.10

調整：年齢，所属，BMI，治療中疾患の有無，飲酒習慣，運動習慣，物忘れの自覚の有無

図2　歯科保健と認知症発症との関連（神奈川歯科大学・山本ら[10] より改変）

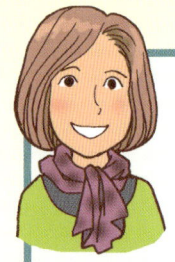

お口の"自然な衰え"とオーラルフレイルは、どう違うのですか？

先日，歯科医院の待合室で，オーラルフレイルについて書かれたポスターを見かけました．うちにも高齢の両親がいるので他人事とは思えず，できるだけ注意して2人の様子を見守るようにしていますが，お口の"自然な衰え"とオーラルフレイルは，どう違うのでしょうか？

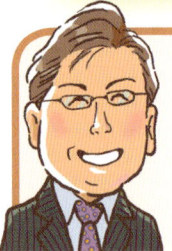

食生活はもちろん，日ごろの活動・表情などに注目してみましょう

オーラルフレイルの発症には，食生活はもちろん，日ごろの活動状況や精神的な問題も大きく関係しています．以下に示すものに心あたりがあれば，注意が必要です．

また，ご両親のオーラルフレイルが心配であれば，かかりつけの歯科医院で相談してみることをおすすめします．

● **食生活**
- 食べこぼす・むせる・噛めない・飲み込みにくい，食事に時間がかかる…といった，食事にまつわるちょっとしたトラブルが目立ってきた
- 「おいしい」といわなくなった，「食欲がない」「お腹が空かない」というようになった
- 以前とくらべて，食事の量が減っている

● **日ごろの活動**
- 会話が少なくなった
- 滑舌が悪くなった（うまくしゃべれない）
- 友人や家族との交流を避けるようになった
- 化粧をしなくなった，ひげを剃らなくなった

● **表情，その他**
- 表情が乏しくなった，あまり笑わなくなった
- 歯ブラシや入れ歯のケアがおろそかになった
- 見た目を気にしなくなった，身だしなみを整えなくなった

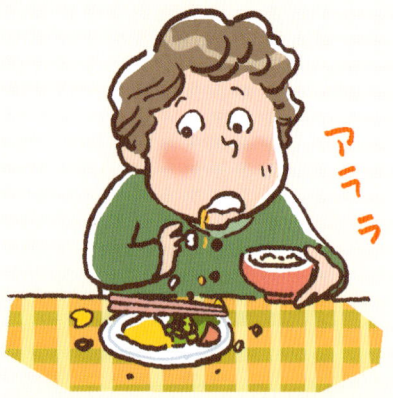
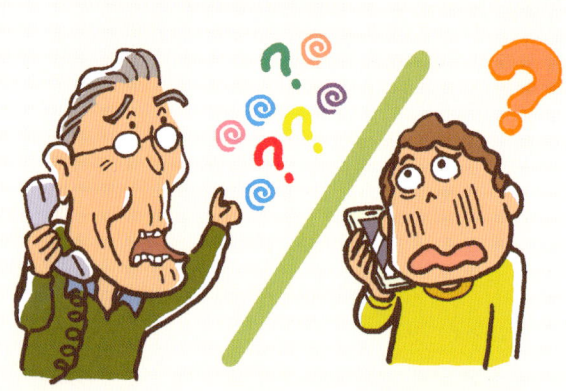

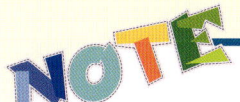

自然な衰え（老化）とオーラルフレイルの違い

■オーラルフレイルは回復の可能性があります

　老化は自然の摂理として起こる進行性の現象です．むせや食べこぼしといったオーラルフレイルの症状は，"生理的老化のはじめの一歩"でもあります．しかし，自然な衰えとオーラルフレイルの違いは，オーラルフレイルが社会的問題，精神心理的問題と複合して生じている不自然な衰えであるところにあります．

　しかしオーラルフレイルは，意識的なアプローチによって口腔周辺の器官の老化を緩やかにし，失われつつある口腔機能を回復させられる余地があることがわかっています．逆に，放置していると自然な衰え以上に口腔機能の低下が進んでいってしまいます．ここが，ほかの生理的老化とオーラルフレイルとの大きな違いです．

　オーラルフレイルの持つ"回復への可能性"が認知されはじめた近年，従来は生理的老化としか考えられていなかった口腔機能の低下に対する意識が改まって，むせや食べこぼしといった"ささいなお口の問題"を見過ごすことの危険性が見直されるようになりました．

それというのも，口腔機能の低下が進行すると，

- 噛めない・飲み込めないなどの食事への支障が目立つようになり，食事を楽しめなくなることから，食欲そのものが減退して栄養不足に陥る
- 滑舌の低下によって人とのコミュニケーションに自信がなくなり，社交性が低くなることから精神的な活力も失われる

など心身の健康に直接的なダメージを与えてしまいます．その先にはフレイルやサルコペニアが待ち受けている危険性もあるわけです．

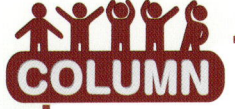

口からはじまるフレイル予防

- フレイルや加齢による筋肉量の減少（サルコペニア）の予防には，タンパク質を多く含む肉類，魚類，豆類，乳製品などの摂取が大切であるとされています．
- 家族や友人と一緒に食事すると，一人のときよりも食欲が高まるものです．また，食卓に並ぶ料理の品数が多くなることから，さまざまな食物を食べることにつながり，栄養状態が改善されることがあります．
- 一人暮らしでも，家族や友人と一緒に食事する機会がある高齢者は，栄養状態が改善されて心身ともに元気になるなど，健康長寿にプラスの影響があることがわかっています．人とコミュニケーションがとれる「共食（誰かと一緒に食事すること）」は，栄養バランスのよい食事と同じくらい大切なことなのです．

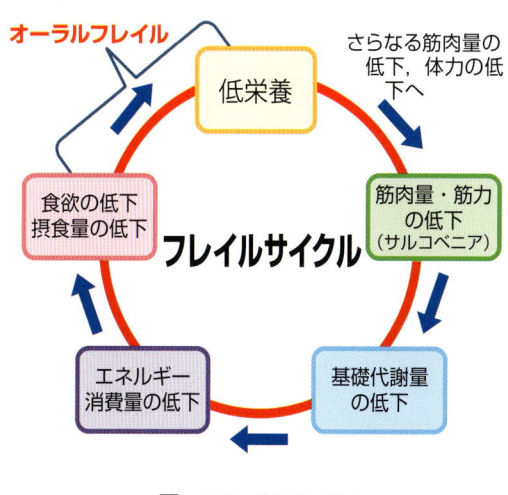

図　フレイルサイクル

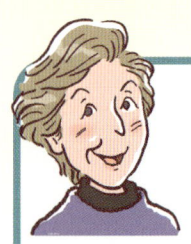

オーラルフレイルを早く見つける方法はありますか？

　歯科健診のときに，歯医者さんからオーラルフレイルについて教えてもらいました．

　できることなら「老いる中でも，年齢なりに元気で過ごしたい」と考えているのですが，オーラルフレイルを早い段階で見つける方法はありますか？

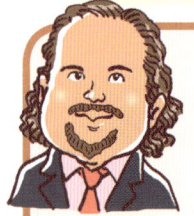

一番よいのは，自分の歯を守り，定期的に歯科健診を受けることです

　まずは，高齢になっても自分の歯を残せるよう努力することが，基本です．

　ご自分でオーラルフレイルを見つける方法もありますが，定期的に歯科健診を受けて，歯科医師に歯やお口の病気（むし歯や歯周病など）にかかっていないかを診てもらうとともに，オーラルフレイルについてもチェックしてもらうのが一番でしょう．

　高齢者を対象とした，お口の機能をくわしく調べるための健診もありますので，くわしくはかかりつけの歯科医院に相談してみてください．

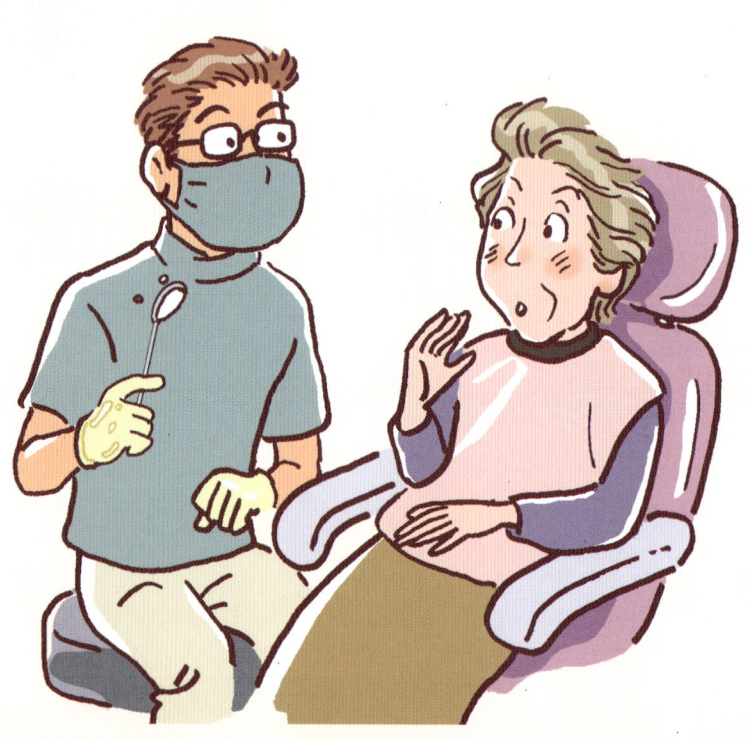

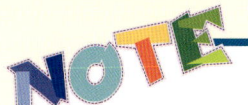

オーラルフレイルに対する歯科での取り組み

■早期発見と機能面の治療

　オーラルフレイルや口腔機能低下の予防・改善には，まず口まわりの"ささいな衰え"を早期に発見し，適切に評価して高齢者本人に問題として認識してもらうことが重要です（表）．そして，まず歯周病や入れ歯などの歯科治療によって口腔内の問題を取り除く必要があります．

　しかし，歯科的な問題がなくなっても，それだけでは悪化・習慣化した食事を含む生活が改善することはほとんどありません．つまり，悪化・習慣化した生活を改善するには，通常の歯科治療だけでなく噛む力，飲み込む力などの機能を改善する必要があるのです．

　また，オーラルフレイルは咀嚼や会話などの機能面への影響が注目されがちですが，口腔周囲は審美面への影響も大きく，精神的・心理的フレイルや社会的フレイルに与える影響も大きいものがあります．それらは相互に影響し合いながら悪化し，改善しにくい状態になっていきます．

表　口腔機能のチェックリスト（厚生労働省研究班，2009年[11]より）

①	固いものが食べにくいですか	1. はい	2. いいえ
②	お茶や汁物等でむせることがありますか	1. はい	2. いいえ
③	口がかわきやすいですか	1. はい	2. いいえ
④	薬が飲み込みにくくなりましたか	1. はい	2. いいえ
⑤	話すときに舌がひっかかりますか	1. はい	2. いいえ
⑥	口臭が気になりますか	1. はい	2. いいえ
⑦	食事にかかる時間は長くなりましたか	1. はい	2. いいえ
⑧	薄味がわかりにくくなりましたか	1. はい	2. いいえ
⑨	食べこぼしがありますか	1. はい	2. いいえ
⑩	食後に口の中に食べ物が残りやすいですか	1. はい	2. いいえ
⑪	自分の歯または入れ歯で左右の奥歯をしっかりとかみしめられますか 　1a. どちらもできない　1b. 片方だけできる　2. 両方できる		

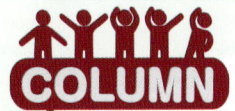

定期的に，義歯のチェックをしてもらいましょう

　義歯（総義歯，部分義歯ともに）を使っていて，食べこぼす・噛めない・飲み込めない…といったトラブルがある場合，加齢による口腔周囲の筋肉の衰え以外に，義歯そのものに何らかの問題があって，スムーズな摂食嚥下を妨げている可能性も考えられます．

　口腔内の状態も加齢とともに変わっていくため，同じ義歯を何年も使い続けていると，合わなくなってくることがあるのです．「義歯が合わなくなった」「食事がしにくくなった」「義歯が当たったり擦れたりして痛い」などの不具合を感じた場合は，歯科医師に口腔内の診察や義歯のチェック・調整をしてもらいましょう．

　オーラルフレイルを予防して健康長寿を目指すうえでも，食事はとても大切なものです．できれば不具合が起こってからではなく，かかりつけの歯科医院に定期的に健診を受けに行くのが一番よいでしょう．

老化と機能低下にかかわる用語早わかり

フレイル（虚弱）

フレイルとは Frailty（フレイルティ）の日本語訳で，高齢期に生理的予備能が低下することでストレスに対する脆弱性が亢進し，生活機能障害，要介護状態，死亡などの転帰に陥りやすい状態をいう．また，筋力の低下により動作の俊敏性が失われて，転倒しやすくなるような身体的な問題のみならず，認知機能障害やうつなどの精神的な問題，独居や経済的困窮，孤食などの社会的な問題などの多面的な要素を含む概念．しかし，適切な対応をとることで再び健常な状態に戻れる可逆性がある段階であることも大きな特徴である．

オーラルフレイル（口腔の虚弱）

フレイルと関連する口腔機能の低下．食欲の低下，低栄養とも強く関連する．

口腔機能の軽微な低下，すなわち滑舌低下，わずかな"むせ"，食べこぼし，噛めない食品の増加が現れるが，見逃されやすい．

早期に対応すれば健康な状態に戻すことができる．

- 口腔機能低下症：確定してはいないが，口腔不潔，口腔乾燥，咬合力低下，低舌圧，咀嚼機能低下，嚥下機能低下のうちの複数が見られもので，その結果，低栄養や要介護の状態がもたらされると想定されている（日本老年歯科医学会による）．
- 老嚥：加齢による摂食嚥下機能の低下．

サルコペニア（サルコ；筋肉，ペニア；減少）

進行性かつ全身性の筋肉量と筋力の減少によって特徴づけられる症候群で，身体機能障害，生活の質（QOL）の低下，死亡のリスクを伴う．サルコペニアの診断基準は，筋肉量の低下を前提としたうえで，筋力あるいは筋肉の機能（身体動作など）のいずれかの低下を併せ持つことである．軽度から重度の段階によって，プレサルコペニア，サルコペニア，重症サルコペニアに分けられる．

サルコペニア肥満

サルコペニア肥満は，加齢に伴う主要な身体組成変化であるサルコペニアに，肥満（内臓肥満）が合併した病態であり，インスリン抵抗性，炎症，酸化ストレスなどが肥満とサルコペニアとを結びつけるとされている．サルコペニア肥満は，身体機能障害を伴うだけではなく，代謝障害や動脈硬化が進展しており，心血管リスクが高いと考えられている．

ロコモティブシンドローム（ロコモ；運動器症候群）

運動器の衰え・障害（加齢や生活習慣が原因といわれる）によって，要介護になるリスクが高まる状態．運動器とは身体運動にかかわる筋肉，骨，関節，軟骨，椎間板，神経などの総称で，運動器はそれぞれが連携して働いていることから，そのうちの1つが障害されると身体運動，特に「立つ」「歩く」といった機能が障害されることになる．さらに複数の運動器が同時に障害を受けると，自立した生活が困難になる．

アンチエイジング（抗老化，抗加齢）

抗加齢医学会によれば「抗加齢医学」とは出生から死亡に至るまでのさまざまな過程で生じる現象を科学的に明らかにして，生活習慣病をはじめとするさまざまな疾患を予防し，ストレスや疲労，免疫力低下などの疾患発生促進因子を改善し，"健康寿命を延長する"ことを目指す医学．また高齢者のQOL向上のために，アンバランスで病的な老化を早い段階から積極的に予防する医学としている．

参考解説

フレイルとは

確定した概念，定義はまだない．広く用いられている説明として，加齢に伴うさまざまな機能変化や予備能力の低下によって，ストレスに対する耐性が低下した状態であり，世界的にはL. P. Friedの定義すなわち，

1. 体重減少
2. 主観的疲労感
3. 日常生活活動量の減少
4. 身体能力（歩行速度）の減弱
5. 筋力（握力）の低下

が用いられることが多い．

日本では，2016年度に国立長寿医療研究センターで行われたフレイルの進行にかかわる要因に関する研究によってフレイル評価基準が表1のように示され，使用されている．

ここでは5つの項目のうち，3つ以上該当する場合はフレイル，1～2つ該当する場合はプレフレイル，いずれにも該当しない場合は健常または頑健としている．

表1　フレイル評価基準（J-CHS基準）

評価項目	評価基準
1. 体重減少	「6か月間で2～3kg以上の（意図しない）体重減少がありましたか？」「はい」と回答した場合
2. 倦怠感	「（ここ2週間）わけもなく疲れたような感じがする」「はい」と回答した場合
3. 活動量	「軽い運動・体操（農作業も含む）を1週間に何日くらいしていますか？」「定期的な運動・スポーツ（農作業を含む）を1週間に何日くらいしていますか？」2つ問いのいずれにも「運動・体操はしていない」と回答した場合
4. 握力	男性26kg未満，女性18kg未満の場合（利き手の測定）
5. 通常歩行速度	1m/秒未満の場合（測定区間の前後に1mの助走路を設け，測定区間定5mの時を計測する）

（厚生労働省「フレイルの進行に関わる研究班」2016年[12]による）

また，フレイルは適切な対応策を取ることによって，高齢者が要介護状態に陥ることを回避することができる可逆的な状態とされる（図1）．

比較的健康で自立した生活を営む高齢者であっても，経年的に生理的老化は進み，心身の機能は徐々に低下していく．また，脳卒中などの疾病により，突然，病的老化が進行することもあるが，高齢者では，通常，健康な状態から軽度な衰えの段階（前虚弱：プレフレイル）を経て，徐々にフレイルから，要介護状態に進行する．このため，効果的な介護予防を行うには，このフレイルの前期の段階（プレフレイル）でのアプローチがきわめて大きな役割を持つ．

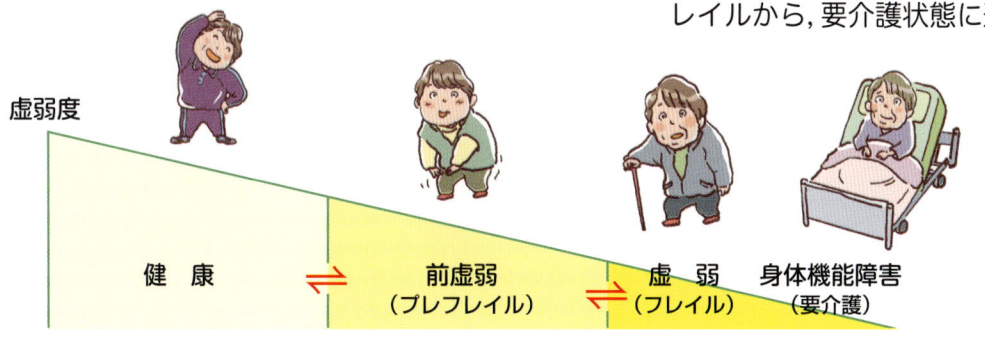

図1　健康から要介護への流れ（東京大学高齢社会総合研究機構；飯島勝矢「フレイル予防ハンドブック」より）

フレイルの要因

フレイルは，加齢に伴う心身の変化と社会的・環境的な要因によって生じるとされている．

すなわち，活動量の低下，社会交流機会の減少，身体機能の低下，筋力の低下，認知機能の低下，易疲労性や活力の低下，管理が必要な慢性的な疾患（呼吸器系疾患，心血管疾患，抑うつ症状，貧血）の罹患，体重減少，低栄養，さらに低収入，家族関係の問題などが複合することにより生じるとされている．

図2にしめすように，加齢に伴うこれらの変化や慢性的な疾患によって，筋肉量・筋力は減少する．それに伴い基礎代謝量が低下して1日のエネルギー消費量が減り，食欲が低下して食事の摂取量が減少し，低栄養となる．

これによりさらに筋力が低下し，易疲労性や活力の低下を引き起こし，身体機能の低下につながる．これに認知機能の低下など精神面の低下も加わると，活動量が低下して社会的な側面も障害され，日常生活に支障をきたすようになる．

日常生活に支障をきたすようになると，さらにエネルギー消費量は低下し，食事量が低下して低栄養となる，というように悪循環をくり返しながら進行していく，これをフレイルサイクルという（図2）．

フレイルは，高齢者の身体的な問題，精神的な問題，社会的な問題が相互に影響し合い悪化していくことから，多面的・包括的に対応・支援していく必要があるとされている．

サルコペニアとは

サルコペニアは筋肉量が減少することがきかっけで生じる．筋肉量はタンパク合成と分解がくり返され維持されるが，老化や疾患などの影響でこのバランスが崩れ筋肉量は減少する．その結果として全身の筋力低下が起こり，さらには，歩行機能が低下するなどの身体機能の低下を生じてしまう状態を指す．つまりサルコペニア予防は健康寿命延伸の1つの大きな要因といえる．

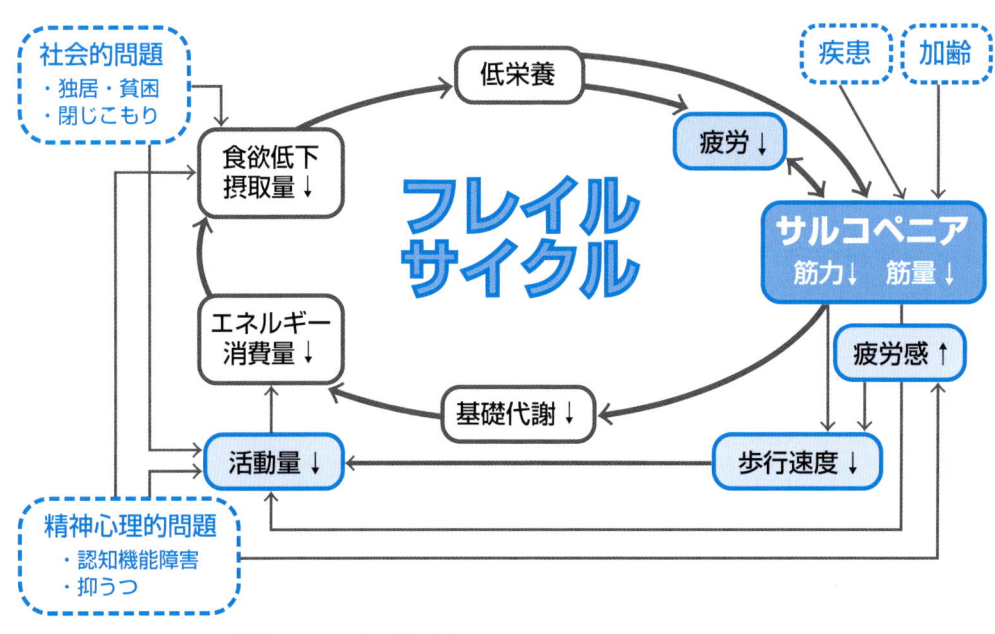

図2 フレイルサイクル（Fried LPら2001,[13] より一部改変）

サルコペニアの診断は，①筋肉量の減少，②筋力の低下，③身体機能の低下，以上3点の項目を基準に行われる（図3）．

またサルコペニアの予防としては運動療法，さらに食事やサプリメントからのタンパク質（特に必須アミノ酸）補充などが効果的であるとの報告がある．

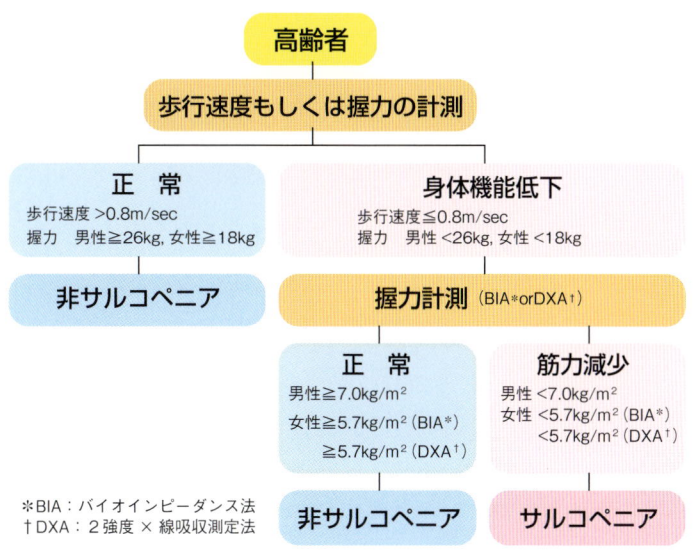

図3　サルコペニアの診断

フレイルのセルフチェック

飯島勝矢らが簡便なフレイルチェックをすでに開発しており，なかでも以下に示す2つの簡易チェック（指輪っかテストとイレブンチェック）が有用である．

◎指輪っかテスト（図4）

低下を早期に発見するのに役立つセルフチェックで，両手の親指と人差し指で輪をつくり，ふくらはぎの最も太い部分を囲む（きつくではなく，軽くぴったりと囲む）．

サルコペニアの可能性が低い順からいうと，囲めない，ちょうど囲める，隙間があるの順になる．

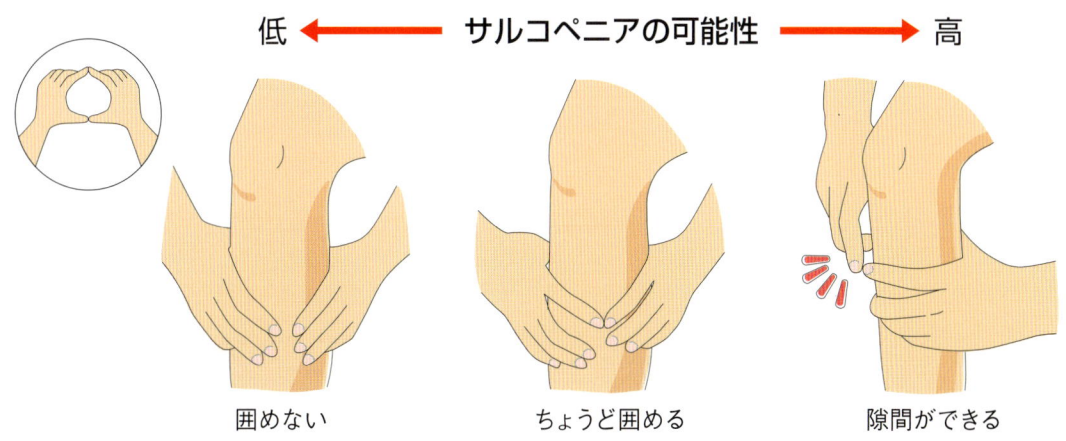

図4　指輪っかテスト（東京大学高齢社会総合研究機構：飯島勝矢「フレイル予防ハンドブック」，およびTanaka T, Iijima Kら[14]より）

◎イレブンチェック（図5）

フレイルを早期に発見するための11の質問.

食習慣や，筋肉量の減少（サルコペニア）の可能性を調べるもので，栄養，歯科口腔，運動，社会性，うつ等から評価する．

色のついた項目は，「はい」「いいえ」が逆になっています．気をつけてください．

1．ほぼ同じ年の年齢の同性と比較して健康に気をつけた食事を心がけていますか	はい	いいえ
2．野菜料理と主菜（お肉または魚）を両方とも毎日2回以上は食べていますか	はい	いいえ
3．「さきいか」，「たくわん」くらいの硬さの食品を普通に噛みきれますか	はい	いいえ
4．お茶や汁物でむせることはありますか	いいえ	はい
5．1回30分以上の汗をかく運動を週2日以上，1年以上実施していますか	はい	いいえ
6．日上生活において歩行または同等の身体活動を1日1時間以上実施していますか	はい	いいえ
7．ほぼ同じ年の年齢の同性と比較して歩く速度が速いと思いますか？	はい	いいえ
8．昨年と比べて外出の回数が減っていますか	いいえ	はい
9．1日1回以上は，誰かと一緒に食事をしますか	はい	いいえ
10．自分が活気に溢れていると思いますか	はい	いいえ
11．何よりもまず，物忘れが気になりますか	いいえ	はい

食習慣：問1.2．／2点
　○2点：食習慣への意識はしっかりとお持ちのようです．普段の食事について詳しく調べてみましょう．
　○0～1点：食習慣への意識が足りていない可能性があります．食はからだの源です．しっかりと意識しましょう．
その他：問3.～11.／9点
　○6～9点：筋肉量をしっかり維持できている可能性が高いです．これからも健康の維持を目指しましょう．
　○0～5点：筋肉が弱まっていたり，健康に心配なところがある可能性があります．

図5　イレブンチェック（東京大学高齢社会総合研究機構；飯島勝矢「フレイル予防ハンドブック」より）

フレイルの予防

　フレイルは，放置されると要介護状態や死亡しやすい状態へと進んでしまうので，より早い時期での発見（気づき・自分事化）と予防が求められる．

　フレイルは，身体的問題，精神心理的問題，社会的問題がそれぞれに影響し合い悪化していく．図6に示すように栄養（食・口腔），身体活動，そして社会活動の3つをバランスよく底上げし，生活に組み込んで，継続することが健康長寿の秘訣である．

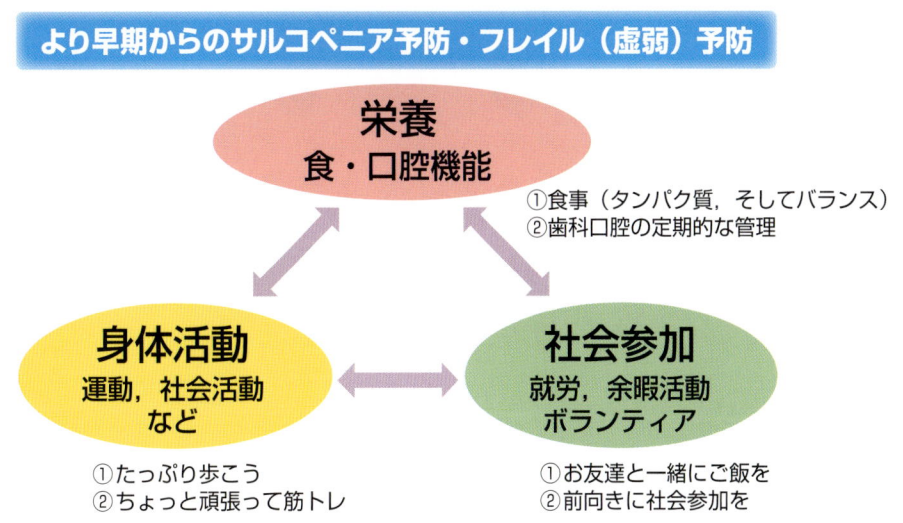

図6　健康長寿の3つの柱　（東京大学高齢社会総合研究機構：飯島勝矢「フレイル予防ハンドブック」より）

オーラルフレイルとは

　大規模なフレイル予防の調査の結果，サルコペニアの初期の所見に口腔機能の低下が多く見られた．低栄養の状態がフレイルを招き，サルコペニアに到ることは明らかであったが，この調査によって，摂食嚥下障害をはじめとする口腔機能低下の状態が低栄養を招き，フレイルに関わっている実態が確認された．そこでフレイルにかかわる口腔機能の低下をオーラルフレイルと呼ぶことが，飯島らによって提唱された．

　しかし，オーラルフレイルの概念や判定基準は，まだ統一されたものがなく，ここでは多く用いられている概念を紹介する．

　高齢者が健常な状態からプレフレイル，フレイル，要介護状態へと進む流れの中で，フレイルのフローにオーラルフレイルは，どの時期にも大なり小なり認められる．そして栄養や生活上のさまざまな意欲，さらには慢性疾患に対して影響することで要介護状態へと進む流れに関与しているものと考えられている．その中で，特にプレフレイルからフレイルへ移行する時期に，身体のフレイルに先立ってオーラルフレイルが露見してくることが多い傾向にあること，オーラルフレイルの改善によってフレイルへの進行を防止する位置づけができることから，オーラルフレイルはプレフレイルとフレイルの中間に入れられる（図7）．

　一方，日本歯科医師会は「8020運動」（80歳で20本以上の歯を保ち，何でも噛んで食べられることを目指す）の延長として，健康長寿を支えるためにオーラルフレイルの啓発を行っている．また，日本老年歯科医学会は2016年11月に，「高齢期における口腔機能低下症」の概念と診断基準に関する学会見解を発表している．

「オーラルフレイル」歯科口腔から見た虚弱型フロー

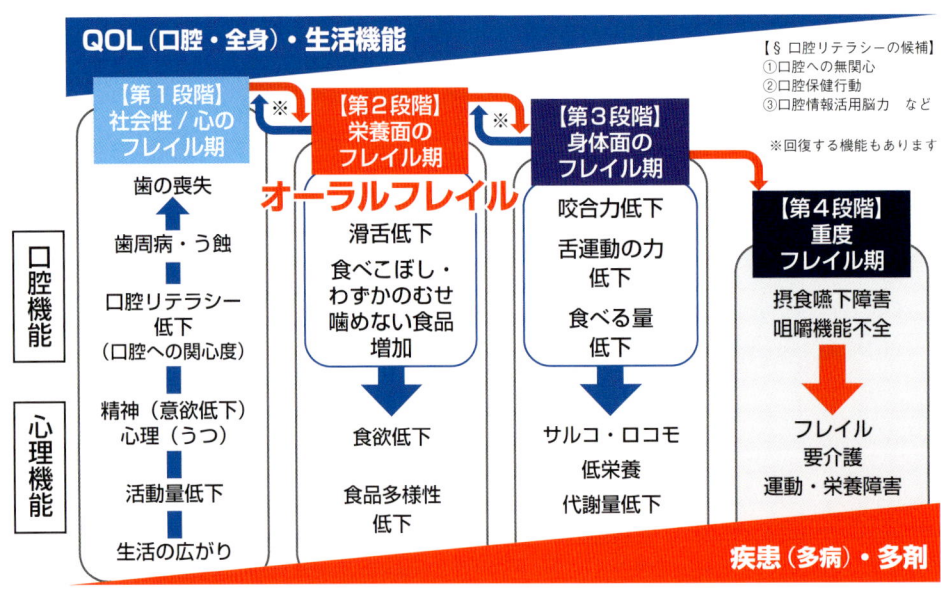

図7　歯科口腔から見た虚弱型フロー（飯島，鈴木ら[15]より）

オーラルフレイルと口腔機能低下症の関係

　日本老年歯科医学会は，上記の見解の中で「オーラルフレイル」は地域保健事業や介護予防での対応可能な段階，「口腔機能低下」は病名候補として「症」をつけて歯科医師や歯科衛生士が対応すべき段階としている．

　すなわち「オーラルフレイル」は地域包括ケアや総合事業の中の介護予防事業における啓発活動に，「口腔機能低下症」は歯科医療職による専門的な対応が必要な状態を表し，その可能性のある者には歯科医院受診を勧めるという流れを意図している．

　日本老年歯科医学会では，そうした老化による口腔機能の低下への対応を，局面によって，社会的啓発，オーラルフレイル，口腔機能低下症，口腔機能障害の4つの柱を重ねた形として示している．

　また，口腔機能低下症を判定するための症状として7つの症状を挙げ，それらの基準を提示した．この7項目のうち3項目に該当すれば口腔機能低下症といえるとしている．

　学会の診断基準として，①口腔不潔，②口腔乾燥，③咬合力低下，④舌・口唇運動機能低下，⑤低舌圧，⑥咀嚼機能低下，⑦嚥下機能低下という7つの状態を診断し（図8），このうち3項目が認められた場合を口腔機能低下症と判定することを提案した．

　なお学会は，機能低下症の概念はこれで完全に固まったわけではなく，さらに多くのエビデンスが必要としている．

　なお，日本老年歯科医学会による口腔機能低下症の検査法と診断基準を掲載した論文は「高齢期における口腔機能低下－学会見解論文　2016年度版－」として学会ホームページ内（http://www.gerodontology.jp/committee/file/paper_20161124.pdf）に提示されている．

「口腔機能低下症」の診断

検査項目	検査機器	実測値	評価基準	評価基準に該当する
1．口腔不潔 （舌表面を綿棒でふき採り，総微生物数を計測する）	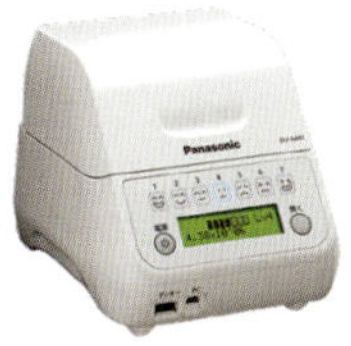 パナソニックヘルスケア「細菌カウンタ」	CFU/mL	3.16×10^6 CFU/mL（レベル4）以上	はい / いいえ
2．口腔乾燥 （舌前方部に口腔水分計を圧接し，数値を計測する）	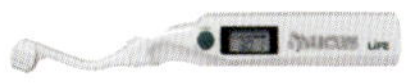 ライフ「ムーカス」		27.0 未満	はい / いいえ
3．咬合力低下 （感圧シートをしっかり噛み，圧の高低と分布を画像で表示）	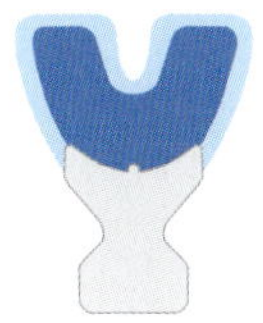 ジーシー「デンタルプレスケール」「オクルーザー」	N	200N 未満	はい / いいえ
4．舌口唇運動機能低下 （パ，タ，カをそれぞれ5秒間ずつ発音し，回数を計測する）	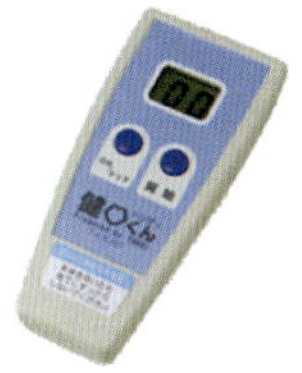 竹井機器工業「健口くん」	パ /pa/ 回 / 秒 タ /ta/ 回 / 秒 カ /ka/ 回 / 秒	どれか1つでも6回 / 秒未満	はい / いいえ
5．低舌圧 （口蓋前方部と舌でバルーンを押しつぶし，最大の舌圧を計測する）	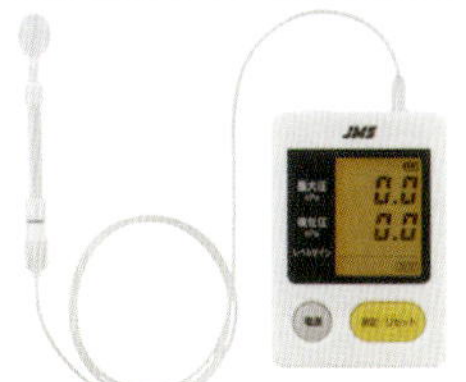 JMS「舌圧測定器」	kpa	30kpa 未満	はい / いいえ
6．咀嚼機能低下 （グミゼリー2gを20秒間咀嚼後，10mLの水で含嗽し，濾過液のグルコースを計測）	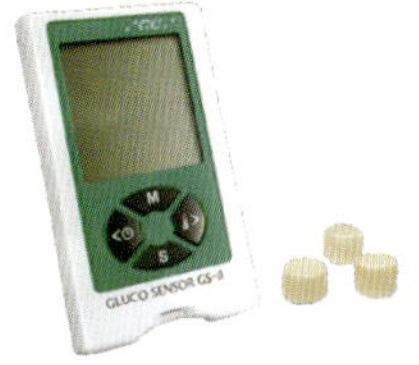 ジーシー「グルコラム」	mg/dL	100mg/dL 未満	はい / いいえ
7．嚥下機能低下 （"嚥下スクリーニング質問紙"〈10項目：EAT-10〉による評価）	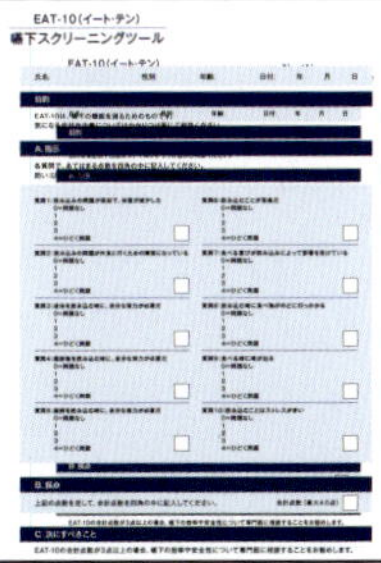	合計点数 点	合計点数 3点 以上	はい / いいえ

［はい］の数： 　　　個

「はい」が3個以上あれば，「口腔機能低下症」と診断する．

図8　口腔機能低下症の診断方法（一般社団法人日本老年歯科医学会，2016[16]より改変）

摂食嚥下のプロセス

食べる行為（摂食嚥下）は，①先行期，②準備期，③口腔期，④咽頭期，⑤食道期，の一連の動作から成ります（図11）．嚥下のみをいう場合は口腔期，咽頭期，食道期を指します．

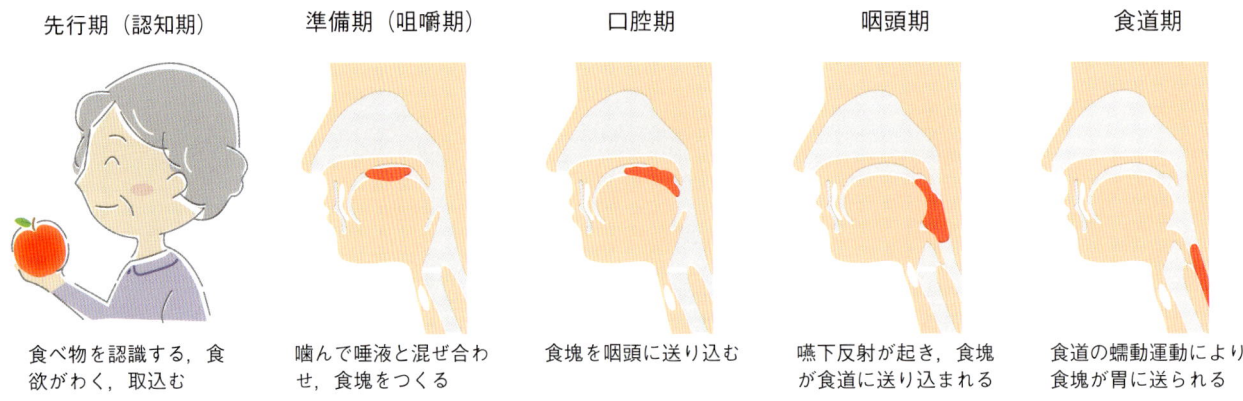

図11　摂食嚥下の流れ

摂食嚥下にかかわる筋肉

嚥下には，口腔・舌・咽頭・喉頭・食道・気管とその周囲の筋肉がかかわります（表2，図12）．

表2　摂食嚥下時に働く口腔周辺の筋肉

ステップ	働き	使われる筋肉
①準備期・口腔期	口腔内へ食物を取り込む	表情筋（口輪筋，頬筋，オトガイ筋など），舌筋など
	食物を咀嚼して食塊を形成する	咀嚼筋（咬筋，側頭筋，内側翼突筋，外側翼突筋）など
	嚥下に備えて食塊を咽頭へ送る	舌骨上筋の一部（オトガイ舌骨筋，顎舌骨筋），（舌筋），舌骨舌筋など
②咽頭期	食塊の嚥下	舌骨上筋の一部（顎二腹筋，顎舌骨筋），口蓋筋の一部（口蓋帆張筋，口蓋帆挙筋），上咽頭収縮筋など
	喉頭蓋を閉じて食塊が気道に入るのを（誤嚥）防ぐ	舌骨下筋の一部（甲状舌骨筋）など
③食道期	蠕動運動によって食塊を胃へと移動させる，喉頭を下降させて喉頭腔を開放する	（喉頭，喉頭腔，食道）

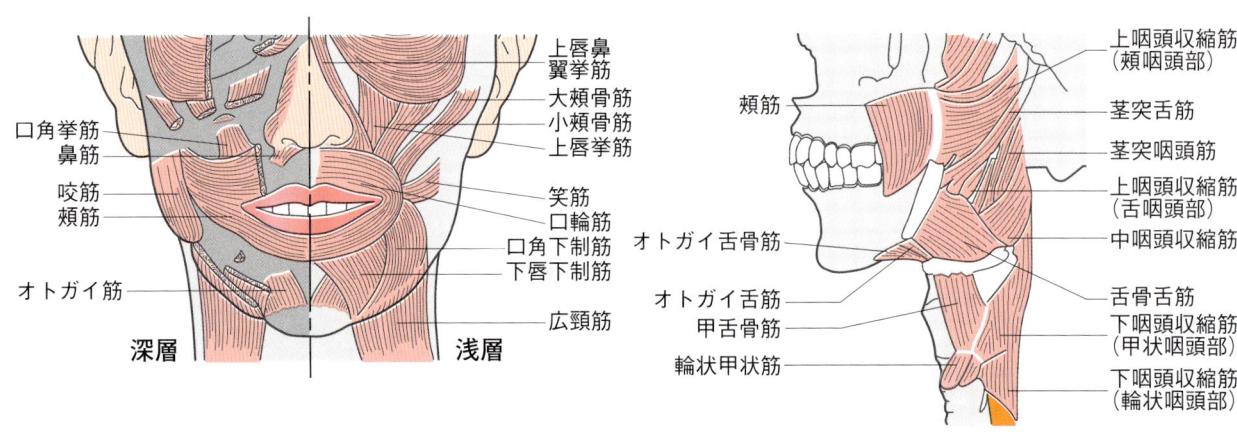

図12　摂食嚥下時に働く口腔周辺の筋肉

【参考文献】
1) 阪井丘芳：ドライマウス．医歯薬出版，東京，2013.
2) Yamamoto T, et al：Dental status and incident falls among older Japanese：a prospective cohort study. BMJ Open, 2012；2e001262.
3) Yamamoto T, et al：Association between self-reported dental health status and onset of dementia. Psychosom Med, 2012 Apr；74(3)：241-248.
4) Aida J, Kondo K, et al：Association between dental status and incident disability in an older Japanese population. J Am Geriatr Soc. 2012 Feb；60 (2)：338-343. doi：10. 1111/j. 1532-5415. 2011. 03791. x. Epub 2011 Dec 28.
5) Hung HC, Joshipura KJ, et al：The association between tooth loss and coronary heart disease in men and women. J Public Health Dent. 2004 Fall；64 (4)：209-215.
6) Joshy G, Arora M, et al：Is poor oral health a risk marker for incident cardiovascular disease hospitalisation and all-cause mortality? Findings from 172 630 participants from prospective 45 and Up Study. BMJ Open. 2016 Aug 30；6 (8)：e012386. doi：10. 1136/bmjopen-2016-012386.
7) Hämäläinen P ,Meurman JH, et al：Relationship between dental health and 10-year mortality in a cohort of community-dwelling elderly people. Eur J Oral Sci. 2003 Aug；111(4)：291-296.
8) Hirotomi T, Yoshihara A, et al：Number of teeth and 5-year mortality in an elderly population.Community Dent Oral Epidemiol. 2015 Jun；43 (3)：226-231. doi：10. 1111/cdoe. 12146. Epub 2015 Jan 19.
9) 金子芳洋：摂食・嚥下リハビリテーションセミナー／講義録Ⅱ 機能障害とその対応．医学情報社，東京，2002.
10) 山本龍生：第5回区民健康講座．歯科と認知症―歯を残して認知症予防！，2014.
11) 厚生労働省研究班：口腔機能向上マニュアル，2009.
12) 厚生労働省：フレイルの進行に関わる研究班．2016.
13) Fried LP, et al：Frailty in order adults：evidence for a phenotype. J Gerentol A Biol Sci Med Sci. 2001；56(3)：M146-156.
14) Tanaka T, Iijima K, et al："Yubi-wakka" (finger-ring) test：Geriatr Gerontol Int. 2017；in press.
15) 飯島勝矢，鈴木隆雄ら：平成25年度老人保健健康増進事業「食（栄養）および口腔機能に着目した加齢症候群の概念の確立と介護予防（虚弱化予防）から要介護状態に至る口腔ケアの包括的対策の構築に関する研究」報告書．
16) 日本老年歯科医学会：高齢期における口腔機能低下―学会見解論文2016年度版．老年歯学：31 (2) 81-99, 2016.

食べトレ体操 ①

1 深呼吸をします ☐

①からだををリラックスさせましょう
②お腹に手をあてて、大きく鼻から息を吸ってて、一度、とめてから、肩の力を抜きながら口からゆっくり、「ふー」と息を吐きましょう

★息をすることと飲み込むことの協調はとても大切です

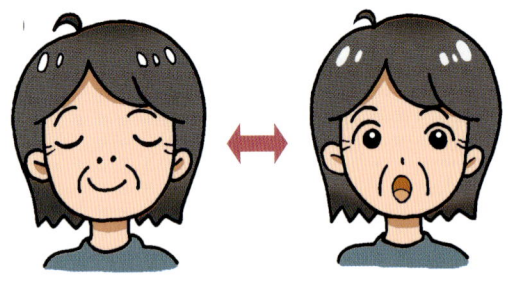

鼻から大きく息を吸う　　ゆっくり「ふー」と口から息を吐く

2 首の体操をします（1）

①ゆっくり、後を振り返ります ☐
（左右とも行う）

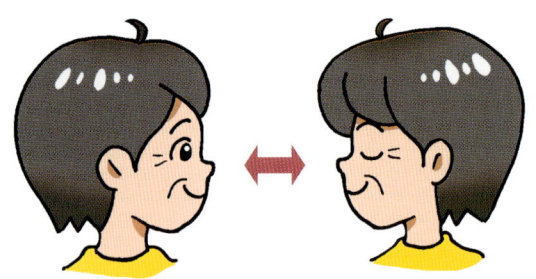

②ゆっくり、首を左右に倒します ☐

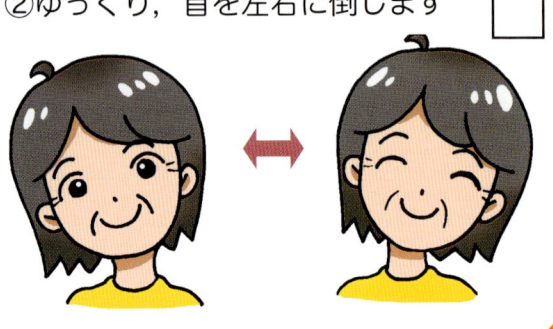

2 首の体操をします（2）

③ゆっくり、首を前に倒します ☐
（後には、反らすことは避けます）

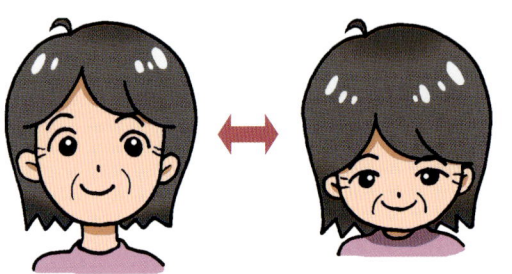

④ゆっくり、やや下を向いたまま左右に、首を1回ずつ回します ☐

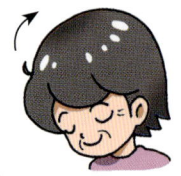 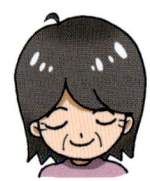 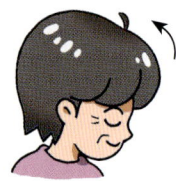

3 口の開閉体操です ☐

①ゆっくり大きく口を開けてください
②次にしっかり口を閉じて、口の両端に力を入れながら、舌を上あごに押し付けるようにして、奥歯を噛みしめてください

★噛む力と飲み込む力を強くします

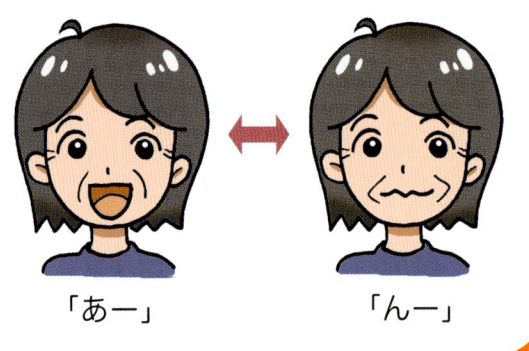

「あー」　　　　　「んー」

☐ 必要な体操にチェックします

食べトレ体操：嚥下体操（藤島一郎：脳卒中の摂食・嚥下障害．医歯薬出版，1993）及び，食べリハ体操（山本裕子：介護予防のための高齢者の口腔ケア実践マニュアル：日本口腔保健協会，2004）を改変

食べトレ体操 ❷

4 唇の体操です ☐

①唇を横に引きながら「いーっ」と歯を出しましょう
　次に唇をひょっとこのように、「うーっ」と前にとがらせます
★口のまわりの筋肉を鍛えます

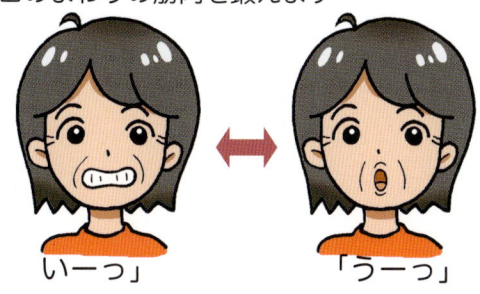
「いーっ」　「うーっ」

6 頬のふくらまし，口すぼめ体操です ☐

①頬をふくらませて、舌を上あごに押し付けて、口から息がもれないようにこらえましょう
②口をすぼめてみましょう
★口のまわりの筋肉やのどの筋肉を鍛えます

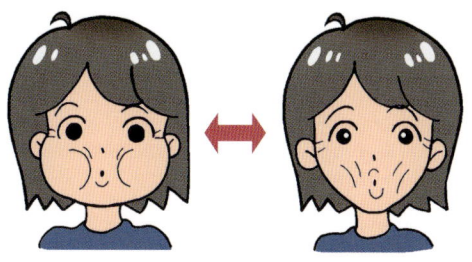

7 発声の練習です ☐

①おなかの底から大きな声を出しましょう
★大きな声を出す力をつけて食べ物を誤嚥しかけたときに外に出す力を強くしたり、唇、舌の動きを良くします

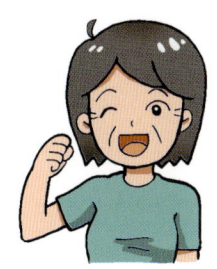
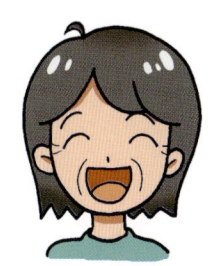

「エイ，エイ，オー」　「パ，パ，パ・タ，タ，タ・カ，カ，カ・ラ，ラ，ラ」

5 舌の体操です

①口を大きく開けて、舌を「べーっ」とできるだけ長く、出しましょう ☐

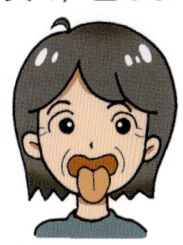

②上の唇をなめます ☐

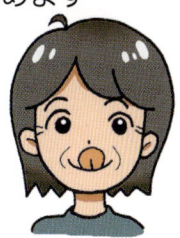

③口の両端をなめましょう ☐

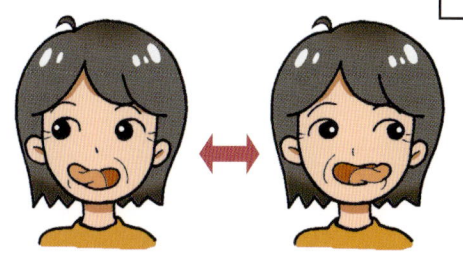

★舌を動かす力を強くします

8 咳ばらいの練習です ☐

①両手で机などを押しながら、おなかに力を入れて「ゴホン！」と強く咳ばらいをしましょう
★のどにたんがからんだり、誤嚥しかけたときは強い咳で追い出します

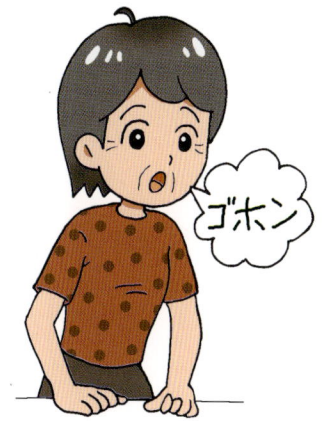
ゴホン

■ 執筆者略歴 ■

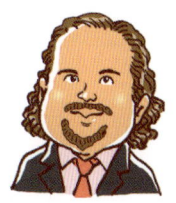 平野 浩彦（ひらの ひろひこ）

1990年	日本大学松戸歯学部卒業 東京都老人医療センター 歯科口腔外科研修医
1991年	国立東京第二病院 口腔外科研修医
1992年	東京都老人医療センター 歯科口腔外科主事
2002年	同センター医長
2009年	東京都健康長寿医療センター 研究所 専門副部長
2016年	東京都健康長寿医療センター 歯科口腔外科 部長

日本老年学会 理事
日本サルコペニア・フレイル学会 理事
日本応用老年学会 理事
日本老年歯科医学会 理事・専門医・
　指導医・摂食機能療法専門歯科医師
日本大学 客員教授
東京歯科大学 非常勤講師
昭和大学歯学部 非常勤講師
九州歯科大学歯学部 非常勤講師 ほか

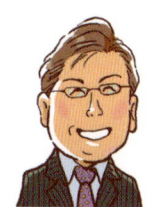 飯島 勝矢（いいじま かつや）

1990年	東京慈恵会医科大学卒 千葉大学医学部附属病院 循環器内科入局
1997年	東京大学大学院医学系研究科 加齢医学講座医員
2002年	米国スタンフォード大学 医学部研究員
2006年	東京大学大学院医学系研究科 加齢医学講座講師
2011年	東京大学 高齢社会総合研究機構 准教授
2016年	同機構 教授

内閣府「一億総活躍国民会議」有識者
　民間議員
日本医師会 かかりつけ医機能研修制度
　委員
東京都医師会 地域福祉委員会副委員長
8020推進財団 理事
日本老年医学会 代議員・専門医
日本老年薬学会 理事
日本在宅医学会 理事
日本未病システム学会 理事
日本循環器学会 循環器専門医
日本動脈硬化学会 専門医 ほか

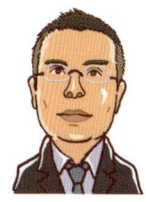 渡邊 裕（わたなべ ゆたか）

1994年	北海道大学歯学部卒業 東京都老人医療センター歯科口 腔外科医員
1995年	東京歯科大学口腔外科学第一講 座入局
1997年	東京歯科大学オーラルメディシン 講座助手
2001年	ドイツ フィリップス・マールブルグ 大学歯学部（～2002年）
2007年	東京歯科大学オーラルメディシン・ 口腔外科学講座講師
2012年	国立長寿医療研究センター 口腔疾患研究部口腔感染制御 研究室長
2016年	東京都健康長寿医療センター研 究所 社会科学系専門副部長

日本歯科医師会 地域保健委員会委員
日本老年歯科医学会 理事・代議員・専
　門医・指導医
九州歯科大学 非常勤講師
東京歯科大学 非常勤講師
日本大学松戸歯学部 兼任講師
昭和大学歯学部 兼任講師
国立長寿医療研究センター非常勤研究員
ほか

オーラルフレイル Q&A

発　　行　平成29年11月20日　第1版第1刷
編集代表　平野浩彦
© IGAKU JOHO-SHA Ltd., 2017. Printed in Japan
発行者　若松明文
発行所　医学情報社
〒113-0033 東京都文京区本郷3-24-6
TEL 03-5684-6811　FAX 03-5684-6812
URL http://www.dentaltoday.co.jp

落丁・乱丁本はお取り替えいたします
禁無断転載・複写　ISBN978-4-903553-69-6

患者さんへの"ベストアンサー"シリーズ

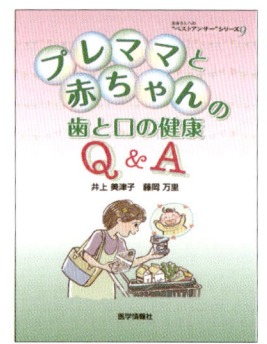 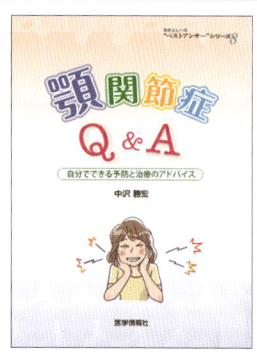 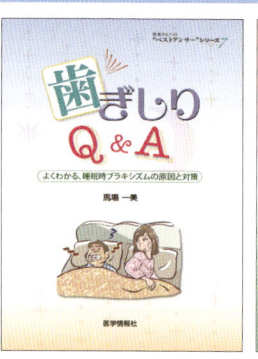 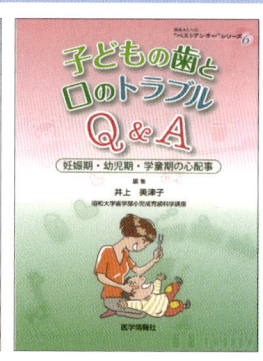 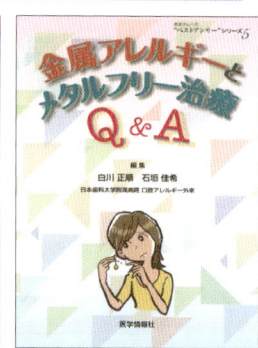

プレママと赤ちゃんの歯と口の健康 Q&A
井上美津子（元昭和大学教授）／藤岡万里（昭和大学非常勤講師） 著

顎関節症 Q&A
中沢勝宏（東京都開業） 著

歯ぎしり Q&A
馬場一美（昭和大学教授） 著

子どもの歯と口のトラブル Q&A
井上美津子（元昭和大学教授） 著

金属アレルギーとメタルフリー治療 Q&A
白川正順（元日本歯科大学教授）／石垣佳希（日本歯科大学准教授） 著

歯周病と全身の健康 Q&A 補訂版
和泉雄一（東京医科歯科大学教授） 編

息さわやかに Q&A
川口陽子（東京医科歯科大学教授） 編

口腔がん、口腔がん検診 Q&A
山本浩嗣（元日本大学松戸教授）／久山佳代（日本大学松戸教授） 著

指しゃぶり、おしゃぶり Q&A
井上美津子（元昭和大学教授） 著

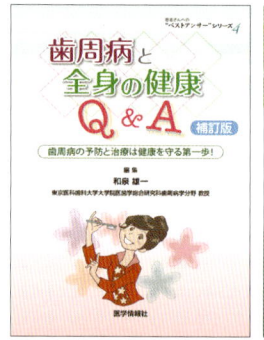 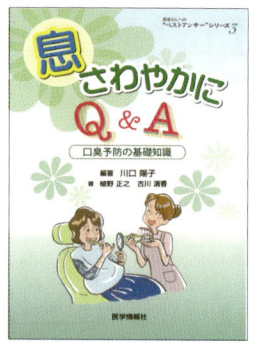 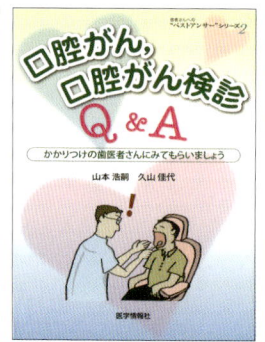 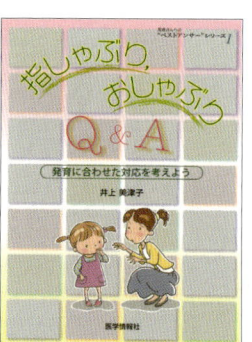

■ A4判　40～48頁　カラー　■ 各定価（本体 3,000円＋税）